告別膝痛就從「空中深蹲」開始

內田針灸診療所院長
內田輝和──著

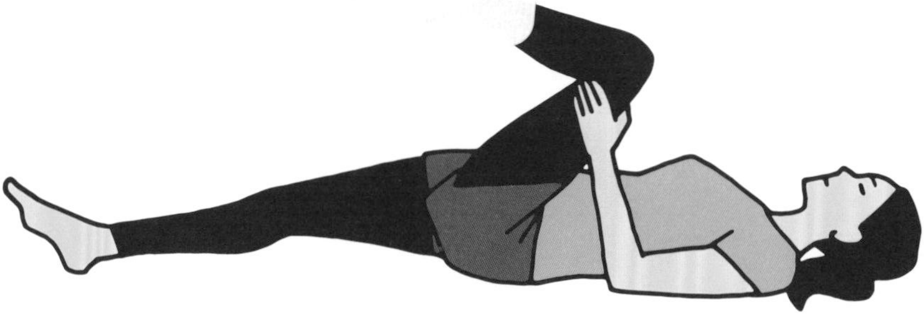

楓葉社

你有類似的狀況嗎？

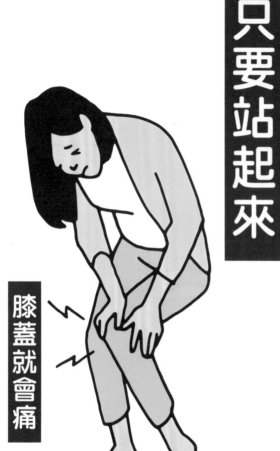

只要站起來

膝蓋就會痛

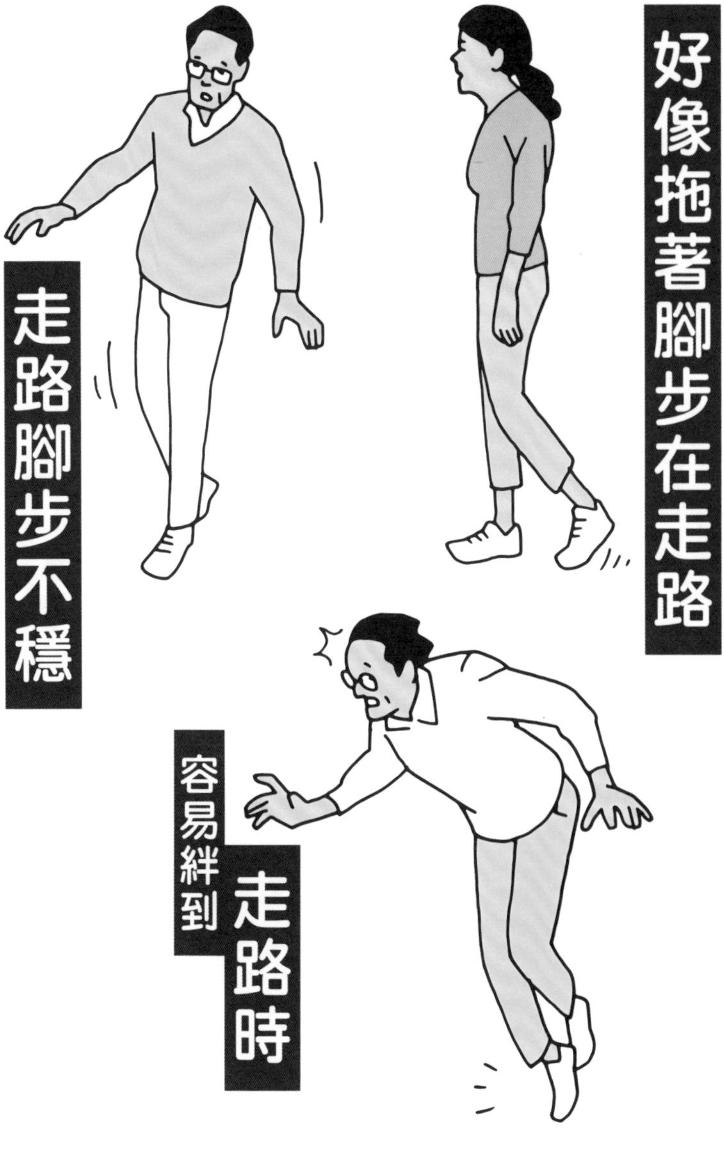
好像拖著腳步在走路
走路腳步不穩
走路時
容易絆到

下樓梯
變得無比煎熬

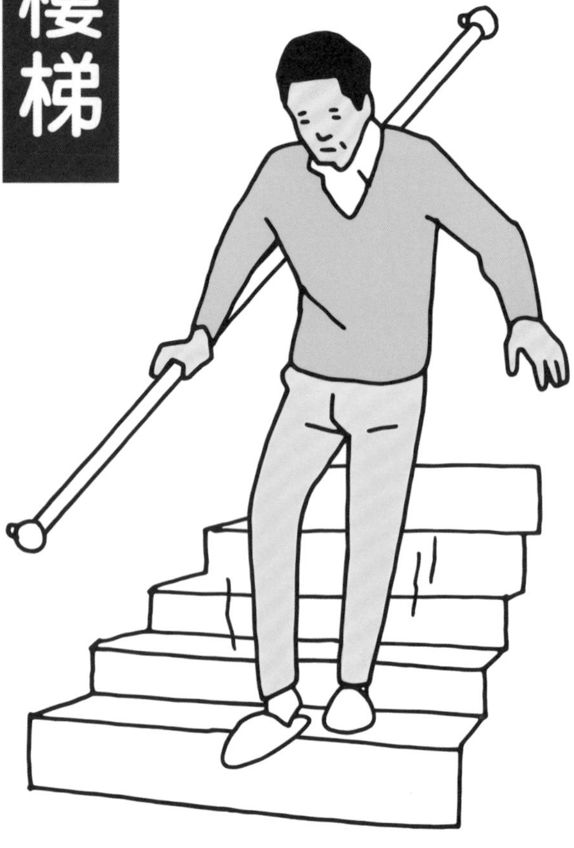

天氣只要變冷

膝蓋就會痛起來

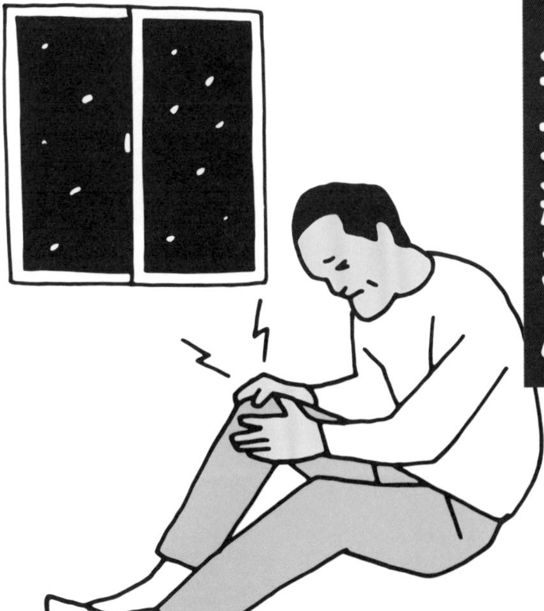

離家外出變成了苦差事

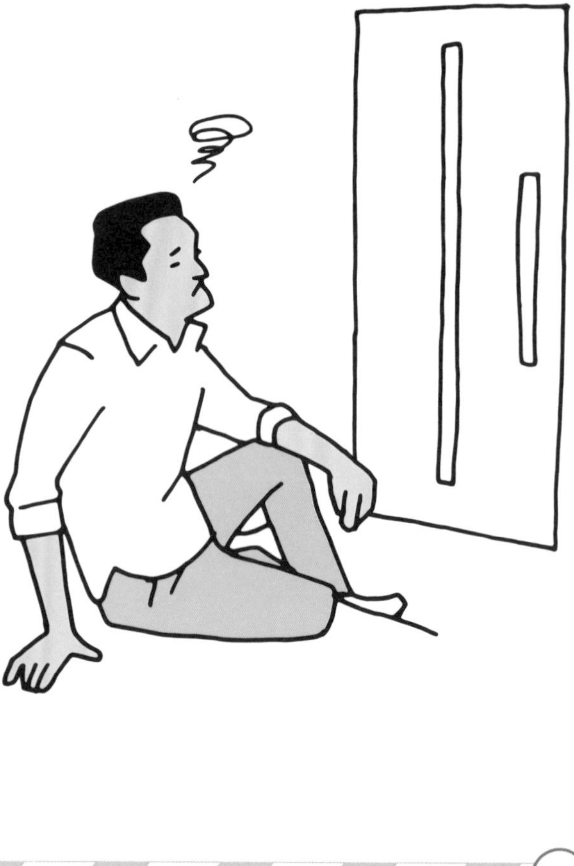

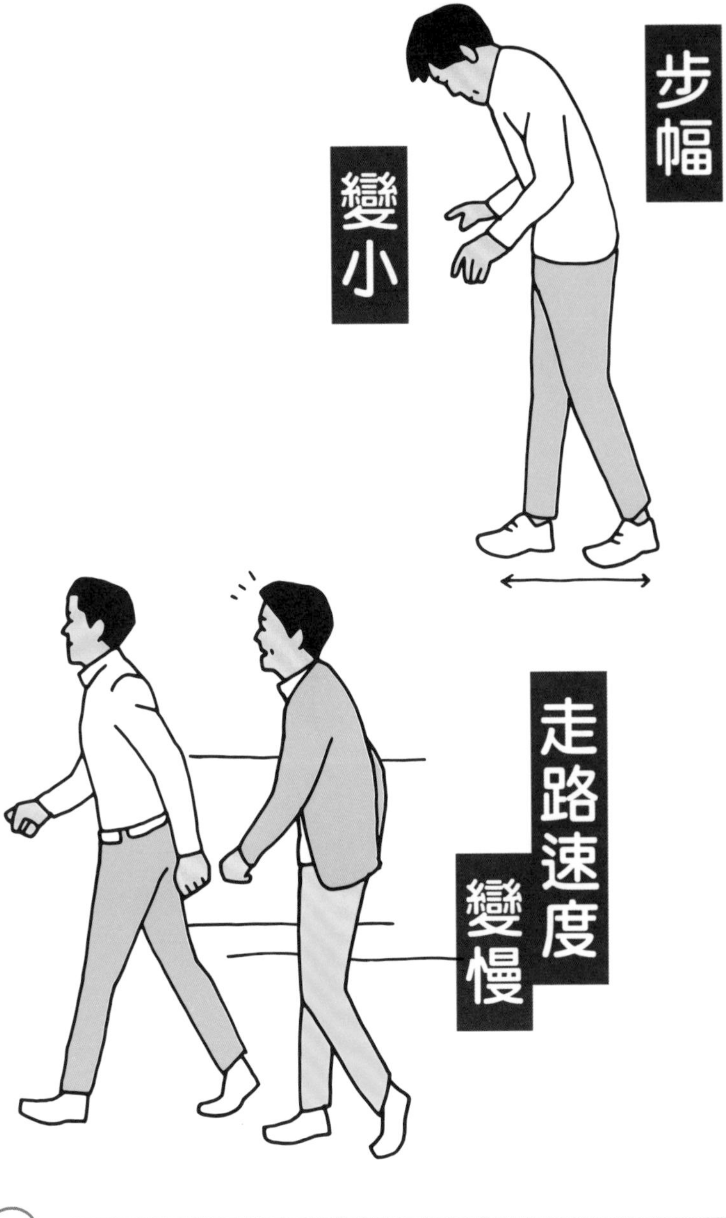
步幅
變小
走路速度
變慢

體重

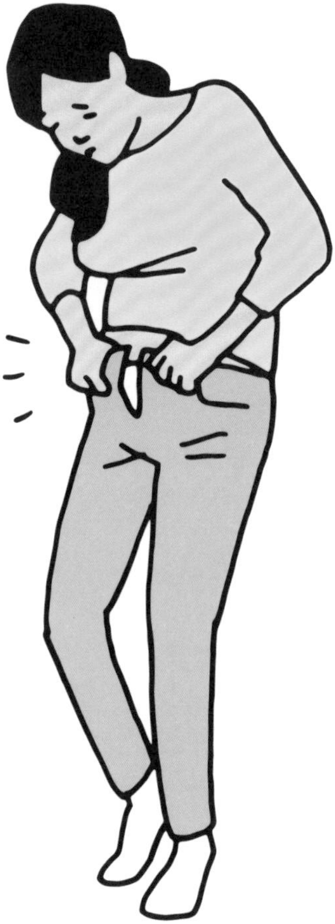

增加超過

三公斤

屁股愈來愈下垂

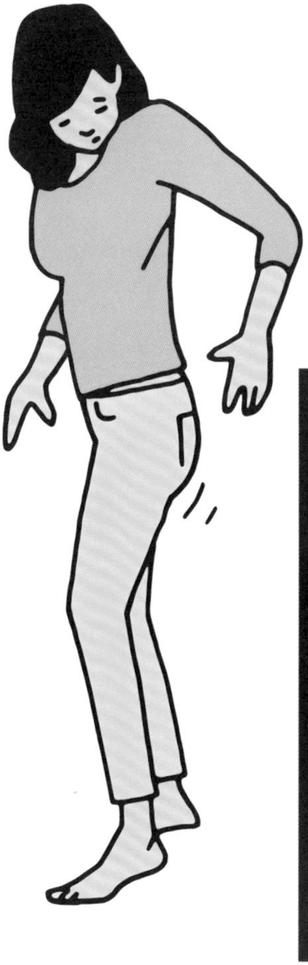

你知道嗎？如果有這些症狀，
就代表是膝痛的高危險群！
只要做以下介紹的七種運動，
就能鍛鍊大腿與臀部肌肉，遠離膝痛風險。

改善膝蓋痛的
七種運動

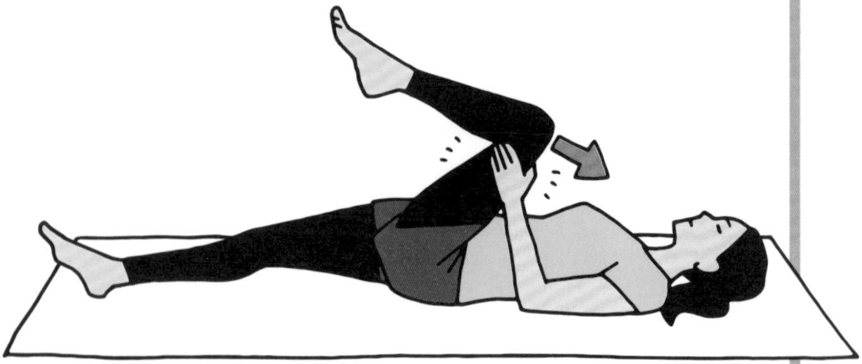

1
仰臥空中深蹲

身體正面朝上仰躺，
以雙手拇指抵住大腿正中央壓緊，
膝蓋抬高至靠近胸口處。
這個動作可以鍛鍊股直肌。

＊動作詳細解說請見56～59頁。
剛開始運動的人若有疼痛等方面的疑慮，
請先閱讀84頁起的Q&A。
若仍無法消除疑慮，建議運動前先洽詢醫師。

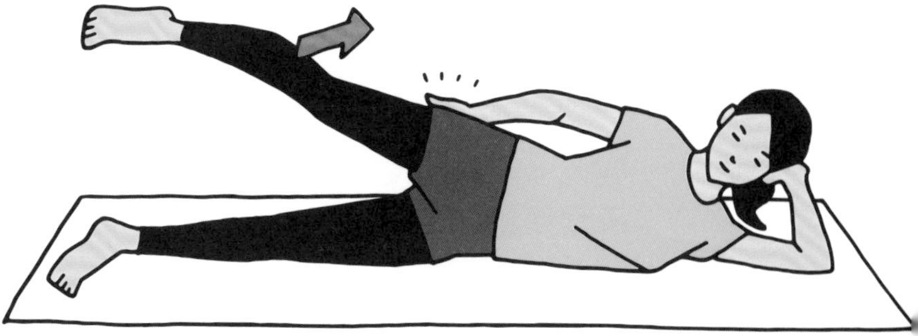

2

側躺抬腿

身體採側躺姿勢，
用手按住上方的腿臀部與大腿後側
交界處柔軟的部分，
同時打直膝蓋，將腿往後方抬起。
這個動作可以鍛鍊臀大肌與股二頭肌。

※詳細說明請見60～63頁

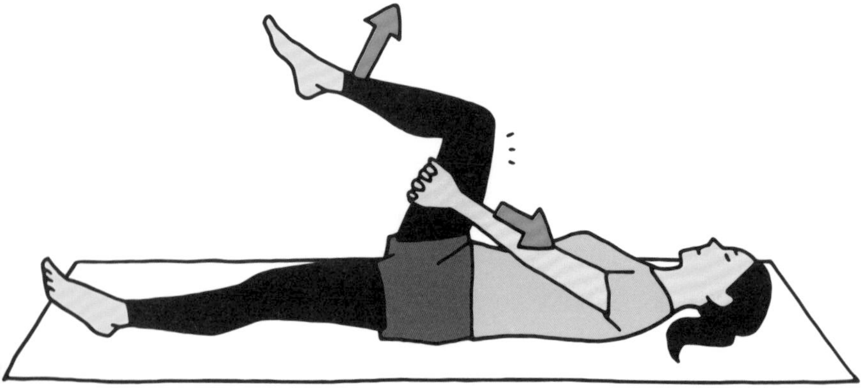

3

仰臥抱大腿

身體正面朝上仰躺，
雙手抱住大腿後側嘗試打直膝蓋，
與此同時手出力抵抗，將膝蓋往胸口拉。
這個動作可以鍛鍊股四頭肌。

※詳細說明請見64～67頁

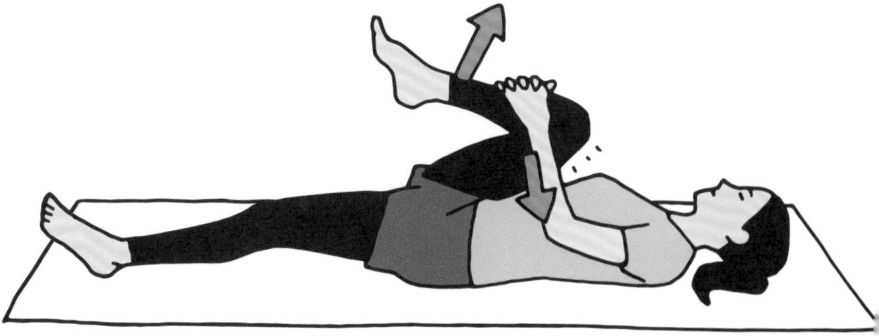

4

仰臥抱脛

身體正面朝上仰躺，
雙手抱住小腿正面脛骨位置
設法打直膝蓋，
與此同時手出力抵抗，將膝蓋往胸口拉。
這個動作主要可鍛鍊股四頭肌。

※詳細說明請見68～71頁

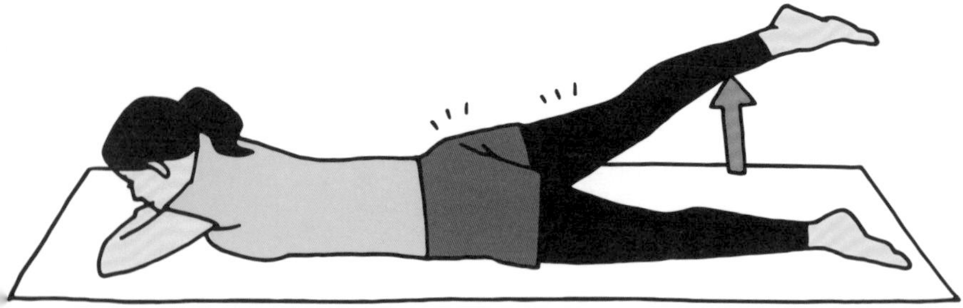

5

踢腿鍛鍊臀肌

身體正面朝下趴臥，
在腳尖與膝蓋打直的狀態下將腿抬高，
繃緊臀部與大腿後側肌肉。
這個動作可以鍛鍊臀大肌與股二頭肌。

※詳細說明請見72～75頁

6
扭轉大腿

坐在椅子上，
以雙手拇指指腹按壓大腿正中央，
將大腿往內側扭動，
並慢慢將腿抬起。
這個動作可以鍛鍊股內側肌、
股直肌。

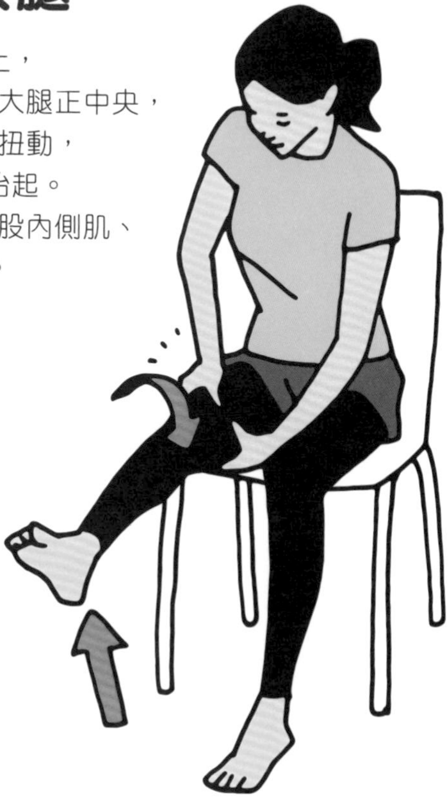

※詳細說明請見76～79頁

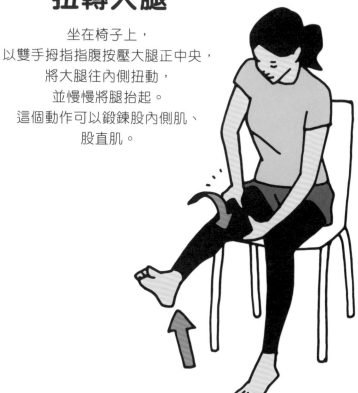

7

鍛鍊大腿後側

坐在椅子上，
彈力帶套住腳踝處，
雙手抓著彈力帶往上拉提，
腿則出力抵抗往地面靠。
這個動作可以有效
鍛鍊股二頭肌。

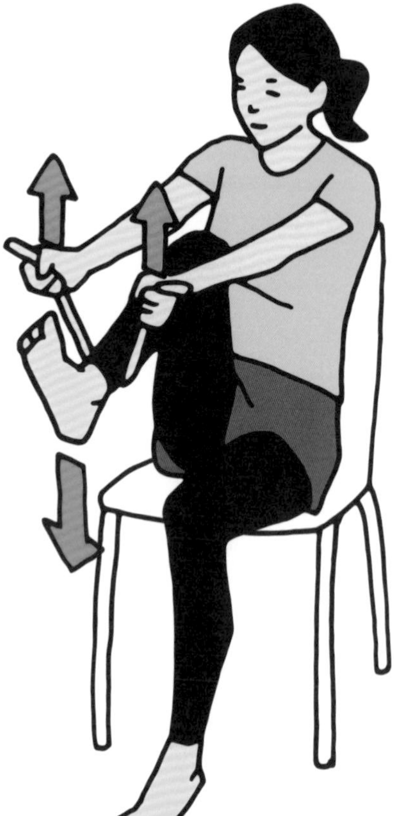

※詳細說明請見80～83頁

告別膝痛就從「空中深蹲」開始

目次

Part 1 為什麼會膝蓋痛？

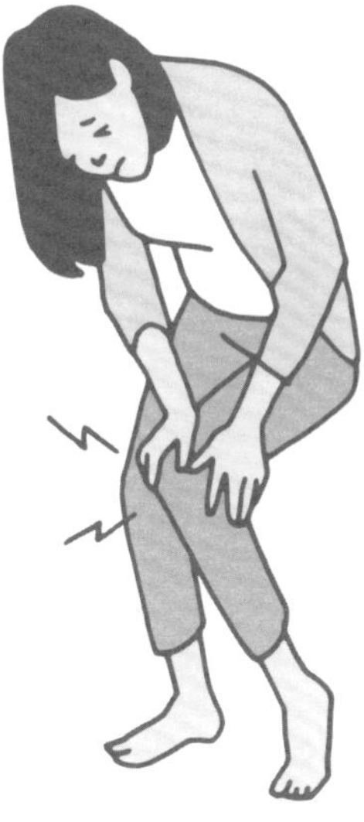

Part 2

用「仰臥空中深蹲」改善膝痛

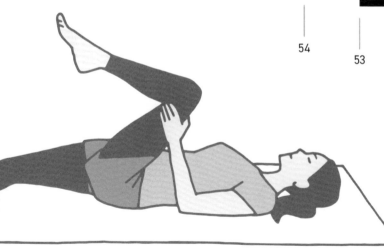

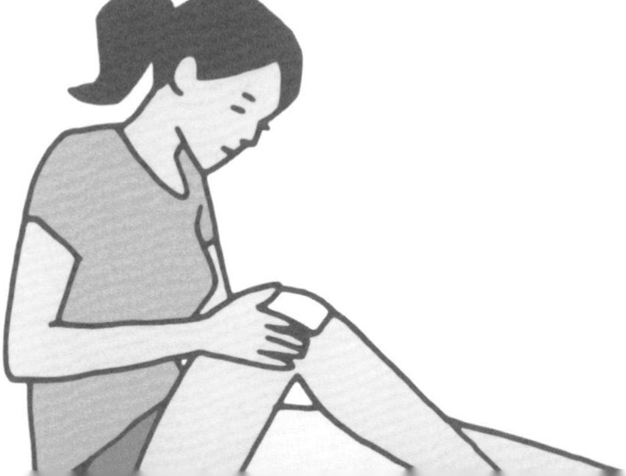

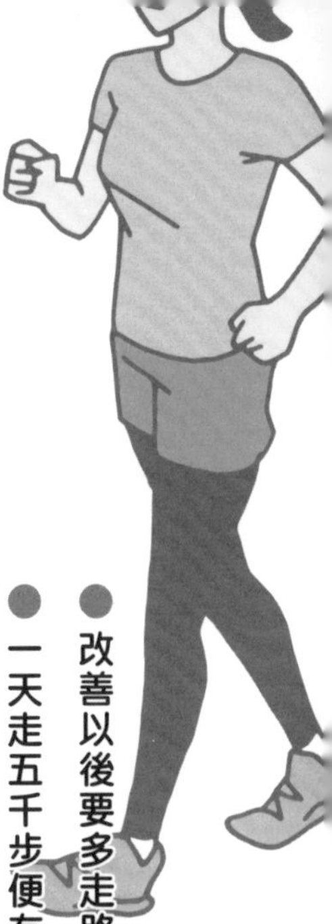

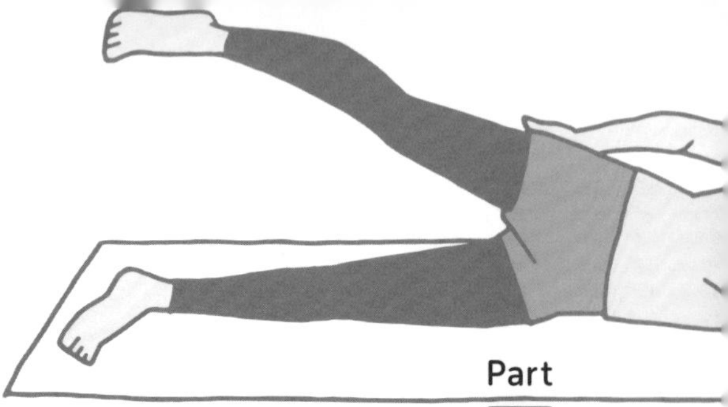

Part 5 過來人現身說法

Part 1

為什麼會膝蓋痛？

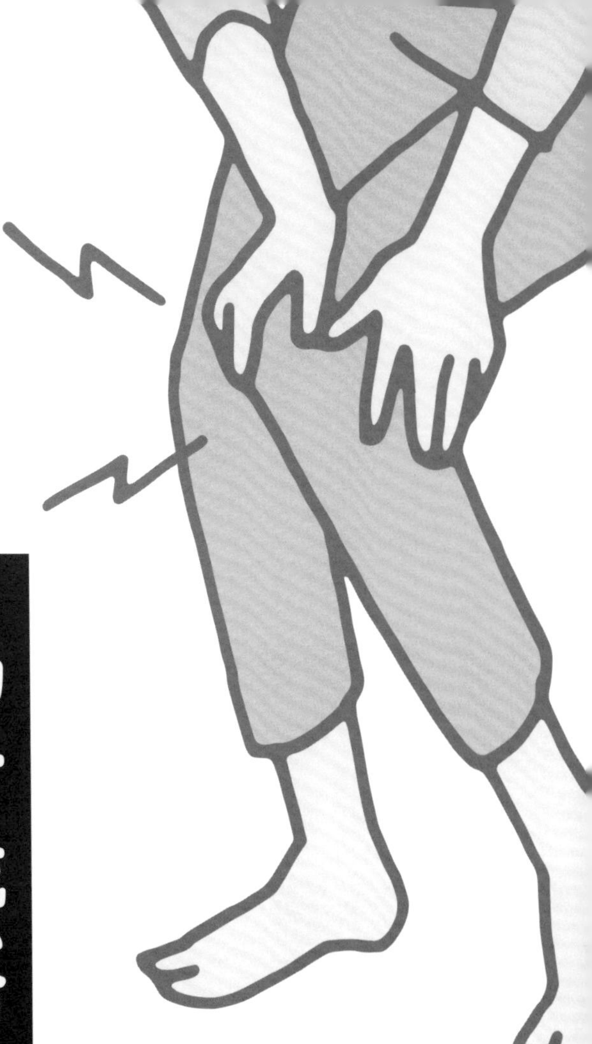

疫情造成了膝蓋痛的人大增！

為了防止新冠肺炎疫情擴大，我們都經歷了一段極力減少外出的時間。

在那段時期，我們不只是假日時不出門，由於許多公司都改為居家上班，因此留在家裡工作的人一下子多了起來。報章媒體等將這種關在家裡的生活型態稱為「**巢籠生活**」。

無法自由外出會讓人感覺有壓力，但實際上經歷過這樣的生活後，或許你會覺得「其實好像也沒那麼不方便」。在現在這個時代，絕大部分的購物都可以透過上網解決，外送服務也很發達，在家就能享用豐盛的大餐。

而且近年來還興起了網路串流服務，不用出門也能觀賞各式各樣的電影及戲劇節目。即便待在家裡不出門，似乎也不至於真的很無聊。

日本在過去兩、三年都經歷過這樣的日子，尤其是二〇二一年四月起約有半年的時間，政府呼籲民眾自主減少外出，相信大家的壓力都到達了最高點。

或許是壓力後的反彈，二〇二一年十月解除緊急事態宣言及防止蔓延等重點措施以後，各大都市的鬧區都逐漸恢復了過去的榮景。

但**許多人在睽違已久後正要開心外出之際，卻發現膝蓋痛找上身了**。

我自己對這件事也十分有感。我在岡山與東京兩地都有開針灸診療所，疫情前最大宗的是腰痛及肩膀痠痛的患者，但從**疫情發生以來，膝蓋痛的患者急遽增加**。**膝關節沒有常使用的話，走路時就有可能感到疼痛**。但如果一直待在家裡幾乎沒有走路，就不會察覺到這件事。我想就是因為這樣，許多人都是在相隔許久後要再度外出時，才發現膝蓋會痛。

長時間關在家裡導致肌力不足

長期在家沒出門會造成膝蓋痛的原因之一，在於缺乏運動導致肌力不足。

膝關節是由大腿等部位的肌肉所支撐，而肌肉的特徵是如果沒有使用，肌肉量就會變少、肌力變弱。

在床上躺了一段時日後下床，會覺得走路變得很困難，因此在醫院動完手術後要進行走路的練習（復健）。相信有住院過的人應該能體會這一點。

或許有人會質疑：「待在家裡沒出門和臥病在床是兩回事吧？」

但關在家裡的這段時間基本上都是久坐，走路的範圍也僅限於家裡，幾乎沒用到下半身的肌肉。

雖然變化不像長時間臥床那樣急遽，但**只要幾個月沒有走路，肌力就會下降**。有在用手機APP記錄每天行走步數的人，應該會明顯感受到其中差異。就算是離家十分鐘路程的便利商店等，只要有實際出門，就能走兩千步左右。但如果是待在家裡都沒有出去，一天恐怕很難走超過一千步。

即使是正常過生活，大概從二十歲左右開始，每年都會減少百分之一至一點二的肌肉量，而且下半身流失的幅度大過上半身。

支撐膝關節的是下半身的肌肉，因此缺乏走動的話會更容易肌力不足。**膝關節幾乎要支撐全身的重量**，等於一直處在承受負擔的狀態。如果有足夠的肌肉，可以分攤關節的負擔，而要是肌力下降，就會無法支撐膝關節。

飲食過量導致肥胖會加重膝蓋負擔

長時間沒外出導致膝蓋痛的另一個原因，是吃太多造成的體重增加，也就是肥胖。

相信應該有許多人都**因為疫情的關係變胖了**。原因其實很簡單，運動量因為不出門的關係變少了，但食量並沒有較疫情前減少。

藉由運動消耗的熱量減少了，食量卻沒改變的話，攝取的熱量就會變多，也就是處在熱量過剩的狀態。

而且吃東西這件事可說是疫情期間關在家裡時的一大樂趣。由於長時間待在家裡，喜歡做菜的人大概都會想做些需要精心烹煮、特別費工的料理，上網訂購美食在家大快朵頤的機會應該也變多了。美食、大餐的熱量通常都偏高，因此容易熱量過剩，結果導致肥胖。

體重一旦增加，膝關節的負擔也會跟著增加。以體重增加兩公斤為例的話，兩公斤就相當於裝滿飲料的兩公升寶特瓶，大家應該不難想像這樣有多重。

膝關節所在的位置連接了股骨（大腿骨）與脛骨，連接兩塊骨頭的部分是由「軟骨」包覆起來。軟骨具有緩衝的作用，可以避免骨頭與骨頭直接相撞。

體重增加再加上肌力不足，都會對軟骨的緩衝作用，造成較以往更為沉重的負擔。

當軟骨的機能不足以支撐這些負擔時，膝關節便會受損，進而導致膝關節發炎，於是在做出行走之類的動作時感到疼痛。

對膝蓋痛置之不理會惡化為退化性關節炎

膝蓋痛初期常見的症狀之一，是彩頁開頭提到的，從坐著的狀態**站起來時會稍微感到疼痛，但走動之後就會改善**。由於還在可以忍受的範圍內，因此許多人往往就這樣放著不管。

膝蓋痛若不在初期根治，就會進一步惡化，其中一種狀況就是膝蓋積水。

膝關節是由袋狀的「關節囊」所包覆，關節囊內會分泌出具有潤滑作用的「關節液」。因為有關節液存在，所以關節能夠順暢地活動，而且關節液還具有抑制發炎的作用。

因此**膝關節如果發炎，關節囊內的關節液會漸漸愈積愈多**，這就是所謂的

「**膝蓋積水**」。積在膝蓋的水可能會被自然吸收，但發炎嚴重的話，也有可能得就醫將積水抽出。

若是對膝蓋發炎置之不理，關節到後來會變形，這叫作「**退化性關節炎**」，是中老年人常見的疾病。

是否為退化性關節炎，需要於醫療院所接受X光等檢查，由醫師根據影像進行診斷。但要注意的是，關節變形未必會伴隨疼痛。相反地，也有可能影像上並沒有看出明顯變形，卻會感到疼痛。這種狀況下若是拖著疼痛不去處理，到後來也有可能演變成從影像就能看出變形。

變形若持續下去，會磨耗膝關節的軟骨，最終導致股骨與脛骨直接接觸。

女性自五十多歲開始，男性自六十多歲開始容易發生退化性關節炎。但若因疫情造成日常生活中膝關節負擔增加，變形就有可能出現在更低的年齡層。

上了年紀後失智的風險增加

膝蓋痛一旦惡化，不僅一彎就痛，**走路時也都會拖著腳在走**。在初期階段或許還有辦法找到方法勉強行走，但如果持續惡化下去，會變得幾乎無法走路。無法走路會造成肌力更為不足，而肌力不足則是退化性關節炎惡化最大的主因，因此變形也會更加嚴重。

關節若持續變形，就算只是在家裡走路也有可能會摔倒。**摔倒時撞到的地方如果不對，往往會導致骨折**。

尤其年長者常有骨質疏鬆症（骨頭脆弱的疾病），萬一是股骨等粗的骨頭骨折，就有可能得臥病在床。一般認為長期臥病在床會導致失智，而且近來還有學者提出了令人訝異的發現。

加拿大麥基爾大學心理學博士研究員山田惠子的研究指出，六十五至七十九歲有膝痛問題的人，失智風險多出了一點七三倍。另外，因為膝蓋痛而沒有步行習慣（每天三十分鐘以上）的人，失智風險是沒有膝蓋痛、有步行習慣者的一點九一倍（出處：大阪大學新聞稿No：188－19－22 二〇一九年十月）。

換句話說，**對初期的膝蓋痛置之不理，演變成慢性膝痛之後，經年累月下來有可能增加失智的風險**。

退化性關節炎最終的治療方法是進行人工膝關節置換手術，也就是將膝關節換成合金及聚乙烯等材質製作的人工關節。這裡並不是要嚇唬讀者，但放著膝蓋痛不予理會的話，最嚴重時便得進行這樣的手術。因此最好趁還沒走到這一步前，在初期就徹底治療好。

進行膝蓋自我檢測

左方的表格可以幫助你確認自己的膝蓋有沒有問題。

①～④中有符合的項目，而且會覺得痛的話，基本上屬於初期的膝蓋痛。

⑤～⑩中有符合的項目，而且會感覺膝蓋痛的話，有可能是前面提到的**肌力不足或肥胖導致的膝蓋痛**。

不覺得疼痛的人也有可能因為長期沒出門而增加了膝蓋的負擔，屬於膝蓋遲早會痛起來的「膝痛後備部隊」一員。

請勾選與自身狀況相符的敘述，36～37頁會說明每個項目所代表的意義。

膝痛自我檢測表

①	站起來時膝蓋會痛，開始走路就不痛了	□
②	下樓梯時會痛	□
③	天氣一變冷膝蓋就會痛	□
④	好像拖著腳步在走路	□
⑤	走路容易絆到	□
⑥	覺得出門是件苦差事	□
⑦	走路速度比以前慢	□
⑧	剪腳指甲有困難	□
⑨	最近一兩年體重增加超過三公斤	□
⑩	屁股看起來下垂	□

站起身時會覺得痛有可能是初期症狀。

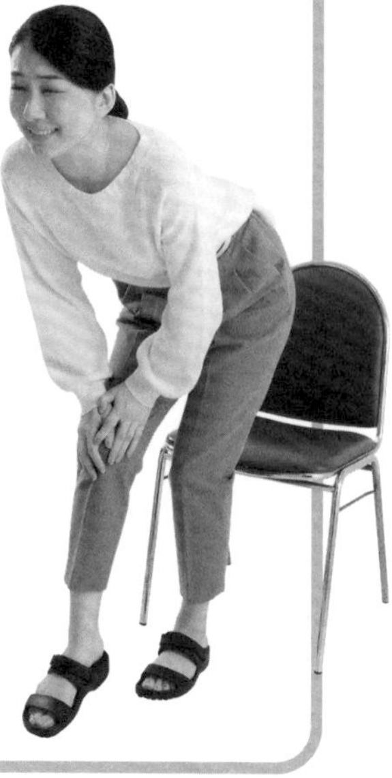

①～④中有符合的項目為初期膝痛，⑤～⑩中若有符合的項目且伴隨疼痛的話，是肌力不足或肥胖所導致，就算不覺得痛也仍然存在風險。

檢測項目與膝蓋痛之間的關聯

你有幾項符合呢？打勾的項目愈多，愈有可能是因為疫情期間足不出戶的生活導致了膝蓋疼痛。以下就來說明每一個項目的內容。

①**站起來時會痛，但稍微走一段路後就不痛，是典型的初期膝痛症狀**。剛開始走路時是由於膝關節僵硬，但當關節隨著走動而變軟，疼痛便會消失。

②**下樓梯時膝蓋勢必得彎曲，因此會覺得痛**，但上樓梯時可能可以護著膝蓋一階一階往上爬，因此通常都是下樓梯時會感到疼痛。

③**天氣一變冷膝蓋就會痛，是因為膝關節受寒變僵硬**，所以產生疼痛（詳細說明請參閱章節二）。

④**拖著腳步走路有可能是為了避免膝蓋痛，只好用不彎曲膝蓋的方式走路**。自己感覺不到疼痛的話，可以彎曲膝蓋確認看看。

⑤**走路容易絆到或步履蹣跚，有可能是下半身肌力不足，腿抬不起來所致**。

⑥**會覺得出門是件苦差事，有可能是下半身肌力不足造成的**。或許是因為走沒多久就會累，於是變得不想出門。

⑦**走在路上發現自己不斷被後面的人追過，走路速度比以前慢的話，有可能是下半身肌力不足**。

⑧**剪腳指甲有困難是因為膝蓋無法大幅度彎曲**，到後來可能會開始感到疼痛。

⑨**體重增加三公斤以上的人，膝蓋承受了更大的負擔**，日後可能會感到疼痛。

⑩**屁股看起來下垂**乍看之下似乎與膝蓋痛無關，但這其實**代表了肌力下降，是導致膝蓋痛的重要因素**。這一點會在之後詳細說明。

彎曲膝蓋確認左右兩邊的狀態

自我檢測表中就算只有一個項目打勾，也建議還是要進一步詳細確認自己的膝蓋狀態。

兩邊膝蓋都會痛的人並不多，大部分應該都是左邊或右邊其中一邊膝蓋會痛。

以下方法可以幫助你確認是哪一邊的膝蓋有問題。

方法很簡單，只要坐在地板上將膝蓋往胸前彎曲即可。如果左右兩邊能夠彎曲的程度一樣的話就沒問題，**但如果其中一邊能彎曲的程度較小，則代表那一邊的膝蓋活動力不佳**。

以角度來說，若無法彎曲九十度以上，便是膝關節出了問題。

左右膝蓋的彎曲角度是否不同？

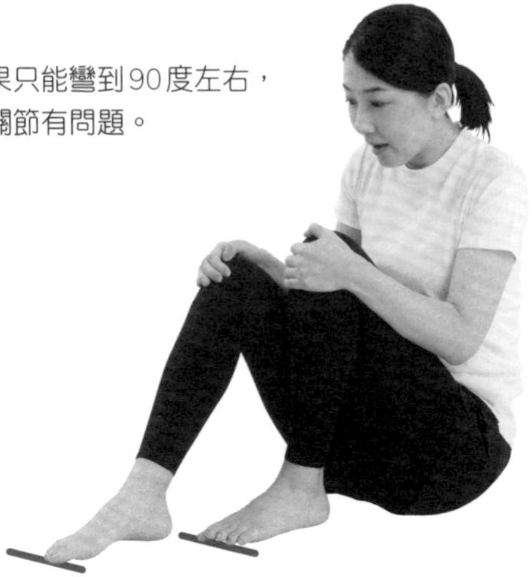

膝蓋如果只能彎到90度左右，
代表膝關節有問題。

有的人是因為彎曲膝蓋會痛，所以無法做出太大程度的彎曲，但也有人是不會感到疼痛，卻一樣無法彎曲膝蓋。

因此，被自我檢測表判定為「膝痛後備部隊」的人，一定要用這個方法確認自身膝蓋的狀態。

膝蓋彎不起來是因為關節僵硬，無法順暢活動，也有可能是膝關節開始變形了。

但只要強化下半身肌力，就能阻止關節變形。

確認自己有沒有「膝蓋窩」

還有一個方法可以確認膝關節是否變形。做法是坐在椅子或地板上，**確認當膝蓋彎曲時，關節內側是否會稍微凹陷**。

我將這種凹陷稱為「**膝蓋窩**」。伸直膝蓋時不會有膝蓋窩，只有在彎曲膝蓋時才會出現。膝蓋窩的確切位置可以參考左方圖片來尋找。

如果沒有膝蓋窩的話，就有可能是肌力不足，膝關節已經開始變形。會出現膝蓋窩是因為膝關節周圍的肌肉有確實繃緊，繃緊肌肉的話，膝關節就會穩定。

至於**沒有膝蓋窩的人由於無法充分繃緊肌肉，因此會對膝關節造成負擔**。

確認自己有沒有膝蓋窩

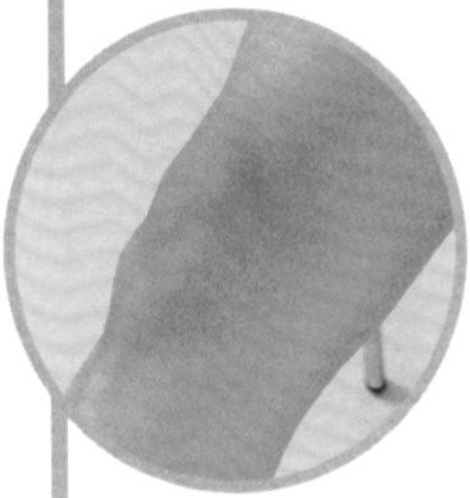

膝蓋伸直時不會有
膝蓋窩。

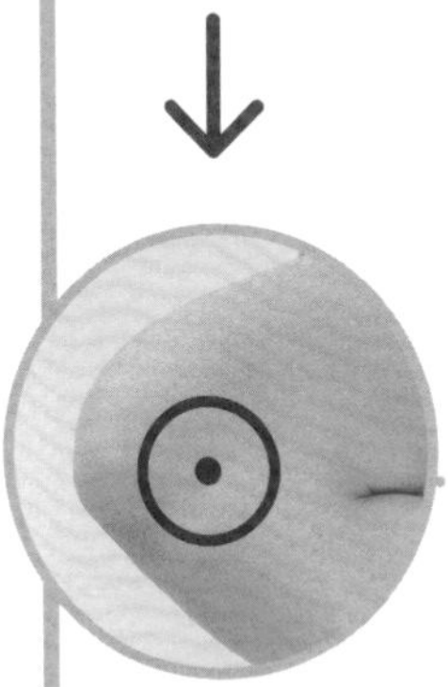

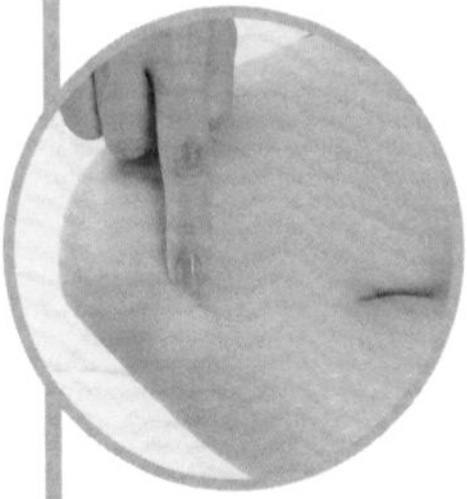

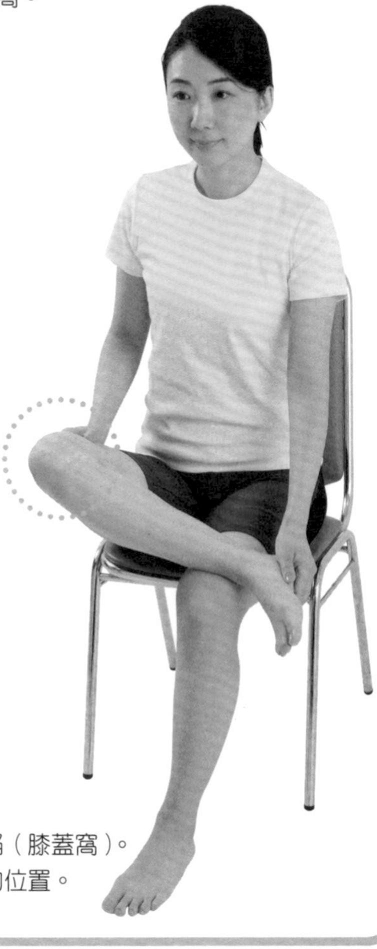

膝蓋彎曲時會出現凹陷（膝蓋窩）。
大約是圖中手指所指的位置。

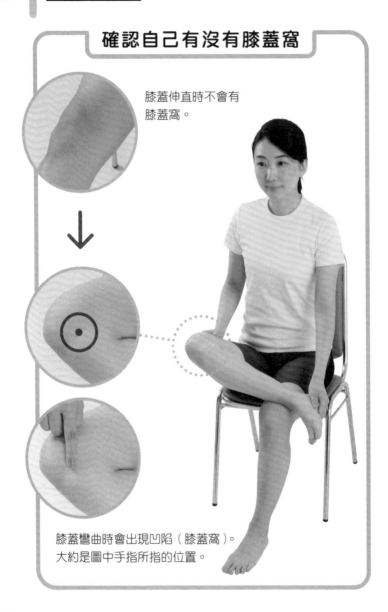

用「抬臀走路」確認臀部肌力

屁股有無下垂是非常重要的一點。

原因在於這關係到臀部的肌肉（臀大肌）的力量是否不足。

直接支撐膝關節的雖然是大腿肌肉，但大腿肌肉動作有賴臀大肌輔助。換句話說，**臀大肌若力量不足，會無法支撐大腿的肌肉，形成膝關節的負擔**。

有一個方法能讓你實際感受到臀大肌參與我們走路的程度。那就是比較在一般狀態下行走，以及用雙手抬起臀部行走時的感覺有無差異。

臀大肌力量偏弱的人會覺得用手抬起臀部走路比較輕鬆。這是因為手抬起臀部的動作彌補了臀大肌的力量。兩種狀態感覺差異愈大，就代表臀大肌愈無力。

檢測臀部肌力的方法

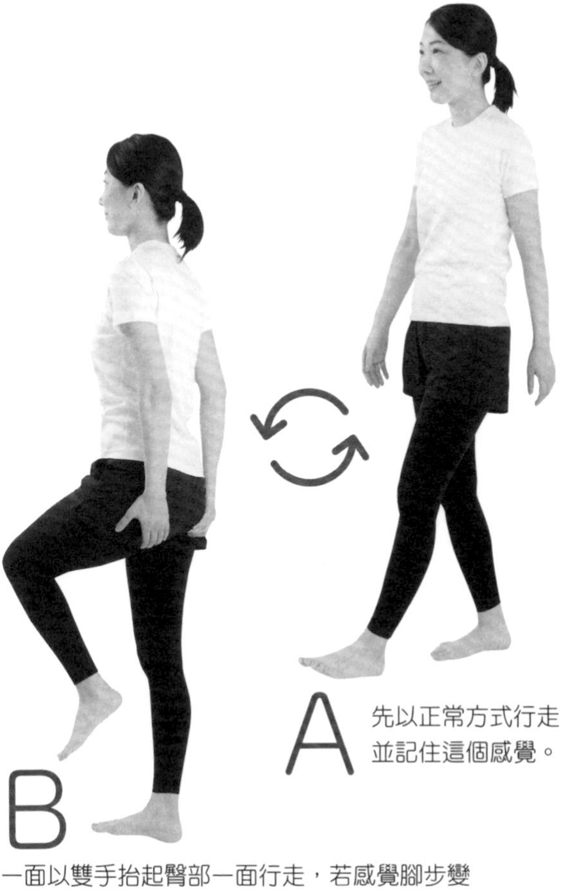

A 先以正常方式行走，並記住這個感覺。

B

一面以雙手抬起臀部一面行走，若感覺腳步變輕盈了，代表臀部肌力不足。如果難以確定的話，可以反覆進行A與B，確認兩種走路方式的感受差異。

「新冠膝」有什麼症狀？

屬於「膝痛後備部隊」的人也可能會有疼痛以外的症狀。

京都大學醫學院研究所的青山朋樹教授（骨科）曾提出警告，因疫情**長期居家減少外出，導致膝關節僵硬的症狀在四十多歲至五十多歲的年齡層愈來愈常見**。

青山教授將這類膝蓋問題稱為「**新冠膝**」（京都新聞二〇二一年五月十七日）。

日本的歐姆龍健康事業股份有限公司針對新冠膝問題，在二〇二一年四月透過網路向一〇五五名四十多歲至七十多歲的男女進行調查後發現，與疫情擴大前的二〇二〇年二月相比，有百分之七十二點二的人減少了外出，並有百分之十八點三的人感覺膝蓋有異狀。

膝蓋異狀的具體內容為複選，回答膝蓋痛的有百分之五十四點九，站起來時膝蓋難以出力的有百分之五十三點九，腳步踩不穩的有百分之三十三點七，走路、活動時會發出聲音的有百分之二十九點五，膝蓋附近僵硬的有百分之二十八，上下樓梯時會發出聲音或活動不易的有百分之二十六點九（歐姆龍二〇二一年四月二十八日新聞稿「每兩人就有一人比以前更久坐　小心長期不出門造成的『新冠膝』！」）。

調查結果中所說的「發出聲音」，應該是指「感覺膝蓋有聲音」的意思。

膝蓋不好的話，在活動膝關節時的確可能會發出「咔啦咔啦」的聲音。我想本書的讀者應該大多是或多或少有膝蓋痛問題的人，但就算只是「膝痛後備部隊」，也應該要了解本書的內容。

若能盡早發現膝蓋痛的前期症狀，就有辦法在疼痛發生前尋求解決之道。

想要防範膝痛於未然的話，也可以找家人、朋友等一起做膝痛自我檢測表。

扭傷及拇指外翻也有演變為膝痛的風險

有一些人同樣屬於**膝蓋痛高風險族群**，但原因與與疫情無關。其中一種是**曾經扭傷過的人**。除了膝蓋的扭傷以外，腳踝等部位的扭傷也有可能對膝蓋產生影響，導致疼痛。

還有一種情形是過去曾經扭傷，但自己並沒有察覺。我曾聽一位認識的編輯提起，他六十多歲的妻子因為膝蓋痛去看骨科，照了X光以後才發現腳踝曾經扭傷過。膝關節沒有變形卻會感到疼痛，似乎是過去的扭傷造成的。

這有可能是因為扭傷過的腳還留有傷害，於是**走路時會不自覺想要保護受傷過的腳**。不當的走路姿勢形成了膝關節的負擔，結果導致膝蓋疼痛。

如果知道自己曾經扭傷過的話，可藉由本書介紹的各種運動，以及不會對膝關節造成負擔的生活方式預防膝蓋痛。

另一種**膝蓋痛高風險族群是拇指外翻的人**。拇指外翻是指腳的拇指前端往食指（第二指）方向變形為「ㄑ」字形的狀態。拇指外翻常見於女性，一般認為是穿著高跟鞋或不合腳的鞋子所導致。

變形若持續下去，拇指根部突出處會感到疼痛，若這個部分因接觸到鞋子而發炎的話，就連脫鞋時也會痛。

拇指外翻的人因為拇指無法用力，會不容易踩穩。在這種狀態下想要維持平衡會對膝關節造成負擔，進而產生疼痛。

解決方法包括穿著不會接觸到拇指根部的鞋、在拇指與第二指間裝上市售的矯正器具等。最好能夠找出有效的解決之道，並搭配本書介紹的運動雙管齊下。

只強化大腿肌力難以完全改善膝痛

骨科醫師也同意運動療法能夠有效改善膝蓋痛，但過去的運動療法大多都只鍛鍊股四頭肌。

股四頭肌是大腿正面的肌肉，也是下半身最大的肌肉（參閱五十五頁）。股四頭肌負責在我們行走時抬起大腿踏出腳步，是幫助我們走好每一步的重要肌肉。

事實上，鍛鍊股四頭肌的確能改善膝蓋痛。即便是已有一定程度的退化性關節炎，鍛鍊股四頭肌一樣能收到效果。

但由於人的肌力是全面性地下降，因此如果只鍛鍊股四頭肌會造成不平衡。

所以我的做法是**除了大腿正面的股四頭肌以外，大腿後側的肌肉（股二頭肌、半**

腱肌）也要鍛鍊。

另外，股四頭肌、股二頭肌皆與臀部的肌肉（臀大肌）相連。讀者可以想像一下人倒立的樣子，此時雙腿肌肉的地基便是臀大肌。股四頭肌與股二頭肌都是靠臀大肌支撐的，因此必須鍛鍊臀大肌，肌肉才能達到平衡。

日本在三一一大地震後，加強了建築物的耐震基準，新的住宅都必須依照基準興建。若有機會去到新建案的建築工地，可以仔細觀察一下施工情形。

如果是木造建築的話，應該會看到柱子與柱子之間有X形的木材做斜向支撐。這種斜向的木材叫作「斜撐」，目的是用來補強建築物的結構。

肌肉其實也有斜撐。舉例來說，臀大肌與股二頭肌之間有一個摸起來軟綿綿的部分。鍛鍊這個部分便可以在臀大肌與股二頭肌之間建起斜撐（請見七十二至七十五頁的「踢腿鍛鍊臀肌」）。本書所介紹的就是這一類的運動。

以一次七秒的肌力訓練改善初期膝痛

本書介紹的七種運動，全都是屬於「肌力訓練」，詳細方法將會在第二章說明。許多人聽到肌力訓練都會以為做起來很吃力，但其實每一種都只要做七秒就行了。

七秒的意思是**對肌肉施加負擔的時間為七秒**。專注於想鍛鍊的肌肉，同時繃緊肌肉的時間為七秒。重複這樣的動作數次，就能強化改善膝痛所需的肌肉。我在設計每一種運動時都參考了所謂的「等長訓練」。

肌力訓練可分為會動到關節的等張訓練，以及不會動到關節的等長訓練。

膝蓋痛的人如果站在地板上做需要彎曲膝蓋的動作會感到疼痛，因此無法做等張訓練。

但如果是等長訓練的話，不會對膝蓋造成太大負擔。就算需要彎曲膝蓋，也是空中深蹲這類彎曲時不會對膝蓋造成負擔的動作，可以安心練習。

由於膝蓋幾乎支撐了全身的重量，因此以立姿進行的運動一定會使膝蓋承受負擔。

但請放心，本書介紹的**七種運動中有五種是躺著做的，剩下兩種只要坐在椅子上做即可**，完全不會對膝蓋造成負擔，做的過程中幾乎感覺不到膝蓋疼痛。

你是不是覺得，肌力訓練得要花錢去健身房才有辦法做？不用擔心，你完全不需要花錢上健身房或請教練。

而且本書介紹的運動幾乎不需要器材，只有一種運動會用到彈力帶，如果沒有的話也可以用毛巾代替。由於完全不會用到健身器材之類的設備，因此每一種運動都可以在家做。

另外，也不需要特別分配做運動的時間，大部分的運動都可以邊看電視邊做。這七種運動的一大特色就是**「一心二用」也能得到充分的效果**。

由於在家裡就能做，即使新冠肺炎疫情再度擴大，政府發布緊急事態宣言要求民眾減少外出，也一樣可以在家訓練，不用擔心受到影響。

雖然效果因人而異，但如果膝蓋痛還處於初期階段，有些人可能只要訓練二～三天後就不會痛了。久一點的話大概也只需要持續做這七種運動一個月左右，應該就會大幅改善。

做這些運動只需要花一點時間，因此希望大家在膝蓋不痛了以後也能持續做下去。這樣不僅能提升肌力，走路時步伐也會變得更輕快，讓膝蓋痛的困擾從此遠離你。

Part 2

用「仰臥空中深蹲」改善膝痛

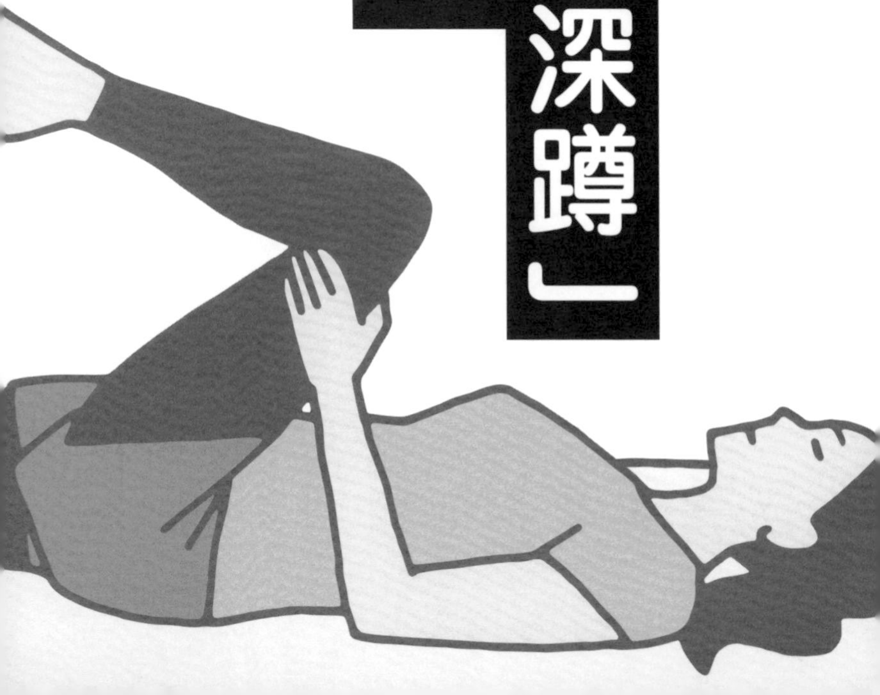

鍛鍊大腿前後兩側與臀部的肌肉

這邊先來說明本書介紹的運動會鍛鍊到哪些部位的肌肉。首先是位於大腿正面的股四頭肌。股四頭肌是股直肌、股中間肌、股內側肌、股外側肌這四種肌肉的總稱，其中最大的是股直肌，也是**改善膝痛最重要的肌肉**。

另外也要鍛鍊大腿後側的肌肉，讓大腿前後兩側的肌肉更為均衡。

大腿後側最重要的肌肉是股二頭肌與半腱肌。這兩種肌肉再加上半膜肌所構成的肌群稱為大腿後肌。

與股二頭肌相連的是臀部的肌肉——臀大肌。臀大肌可說是大腿肌肉的地基，有強健的臀大肌，大腿的肌肉便會穩定，能夠**確實保護膝關節**。

改善膝蓋痛所需要鍛鍊的肌肉

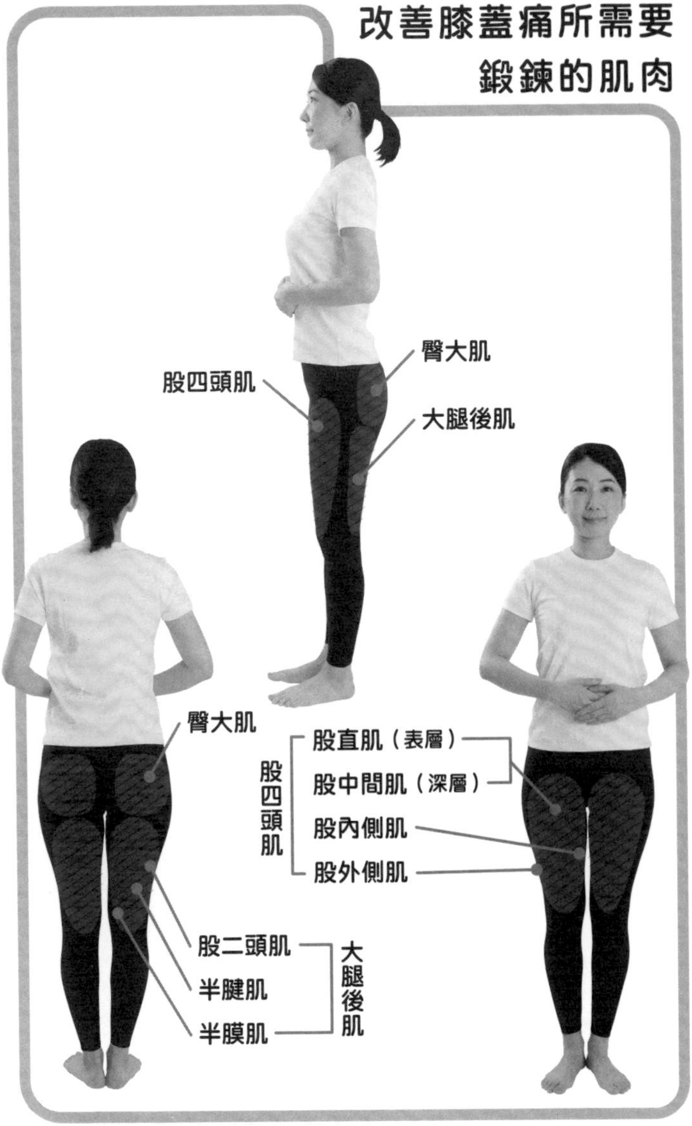
臀大肌
股四頭肌
大腿後肌
臀大肌
股四頭肌
股直肌（表層）
股中間肌（深層）
股內側肌
股外側肌
股二頭肌
半腱肌
半膜肌
大腿後肌

運動①仰臥空中深蹲

深蹲原本是從站姿彎曲膝蓋蹲下的一連串動作，而仰臥空中深蹲則是在躺著的狀態下彎曲膝蓋做的運動。由於是躺著做，因此**不會對膝關節造成負擔**。

之所以選用空中深蹲當作書名，是因為就算只做這一項也能產生相當的效果，如果只挑一項運動做的話，我會推薦這一項。

這七種運動共通的重點是**繃緊要鍛鍊的肌肉七秒維持靜止不動**。藉由用力繃緊肌肉可以只對要鍛鍊的部位施加負擔。

仰臥空中深蹲鍛鍊的是股直肌。方法是用手抱住大腿，雙手拇指按著股直肌並彎曲膝蓋。按壓的同時彎曲膝蓋可以使股直肌產生張力，得以保護膝關節。

運動①

仰臥空中深蹲

動作講解

1組　7秒×6次

1天　2組

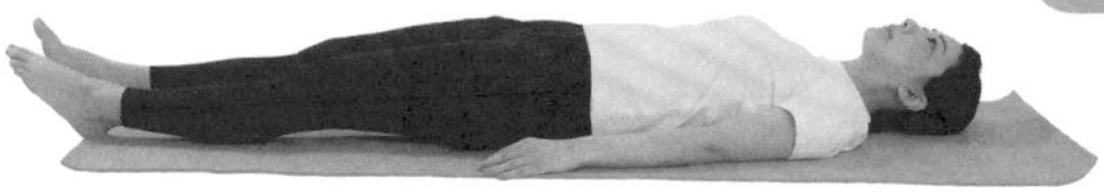

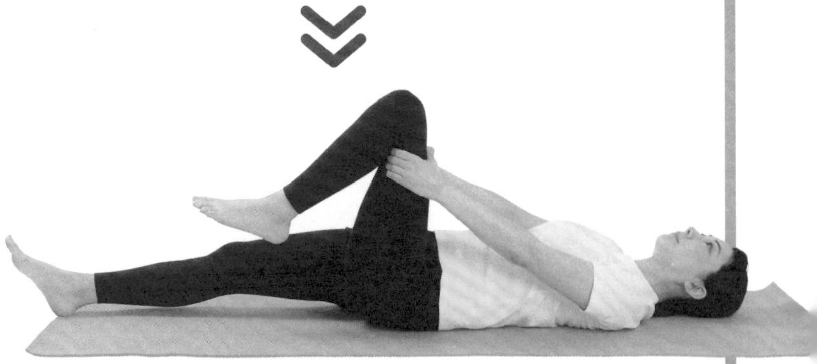

1 身體正面朝上仰躺，
雙手放到
其中一邊膝蓋的後側。

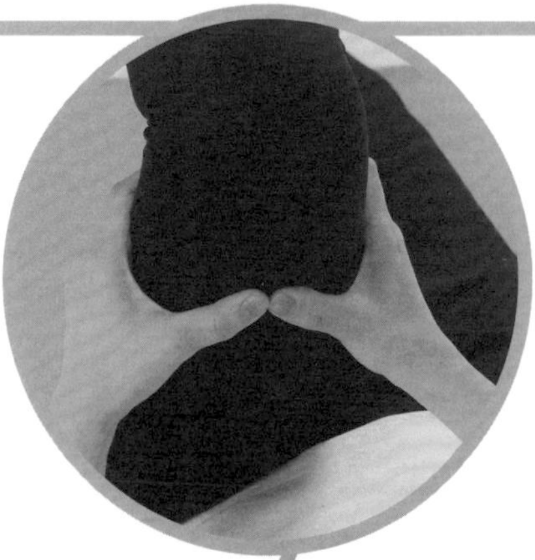

雙手拇指按壓
大腿正中央（股直肌）。
拇指不用緊靠在一起，
可以留點縫隙。

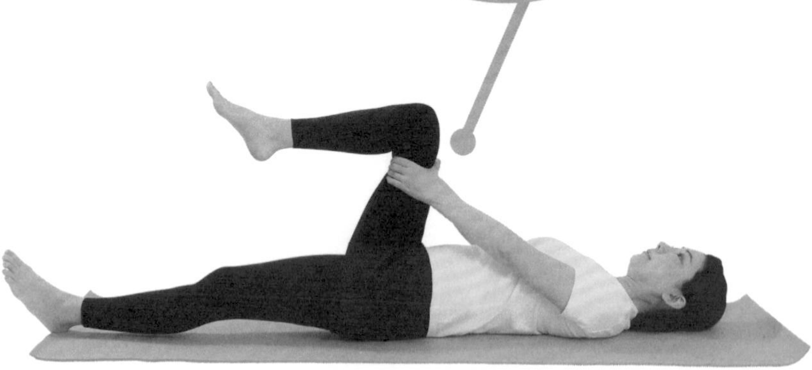

2

雙手拇指按住大腿正中央
（約膝蓋骨上方8～10cm處）
將大腿壓緊。

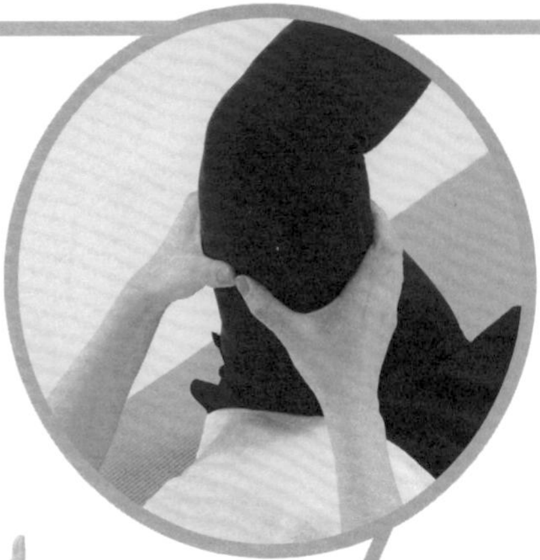

以拇指按壓著大腿，
並將膝蓋抬高
至靠近胸口處。

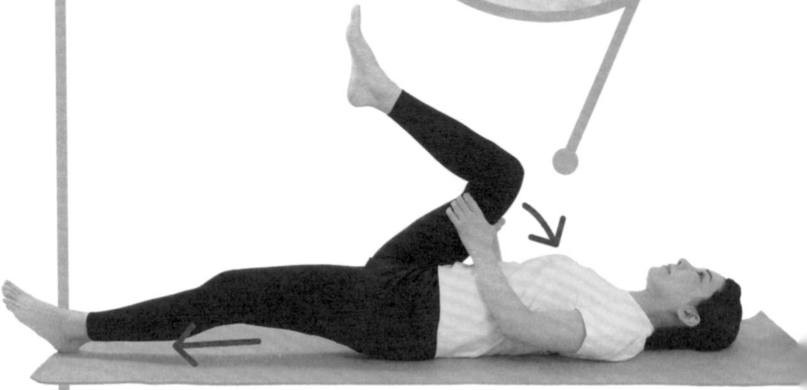

3

雙手維持**2**的姿勢，將膝蓋抬高至靠近胸口處。
肛門縮緊，另一邊的膝蓋盡可能打直，
維持此狀態7秒。
做3次之後另一條腿也同樣做3次。

運動②側躺抬腿

側躺抬腿是以側躺的姿勢做的運動。前面提過，股二頭肌與臀大肌是相連的，但兩者之間如果有使不上力的部位，臀大肌就無法將股二頭肌支撐好。**股二頭肌與臀大肌之間有一塊軟處**，側躺抬腿便是專門鍛鍊這裡的運動。

腿往後抬時臀大肌會繃緊，此時可以藉由以手指抵住這個軟綿綿的部位，用力繃緊該部位。用手指抵住的目的是幫助自己專注於要鍛鍊的部位，做習慣之後不用手指抵住也無妨。

做這項運動時**臀大肌與股二頭肌都會繃緊，兩者之間會形成斜撐，並能逐漸改善膝痛**。而且這項運動還有**提臀**的效果。

運動②

側躺抬腿

動作講解

1組 7秒×6次

1天 2組

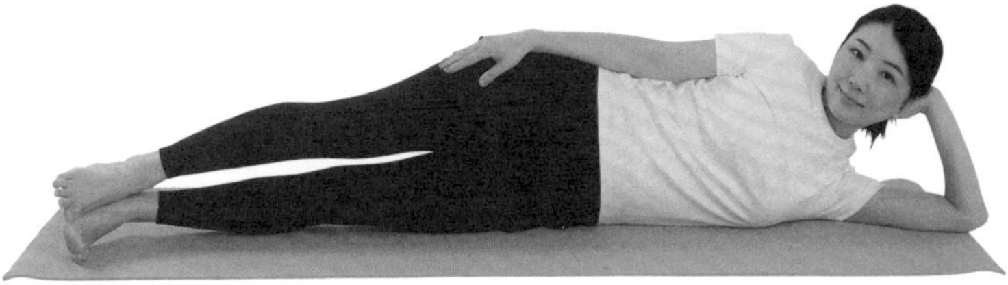

1 身體側躺，
以下方的手撐住頭部。

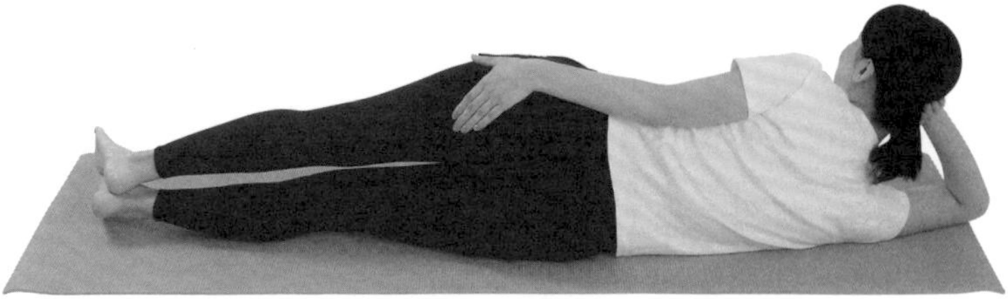

2 上方那條腿的臀部與大腿後側交界處
可以摸到一塊柔軟的部分。
用上方的手按住此處。

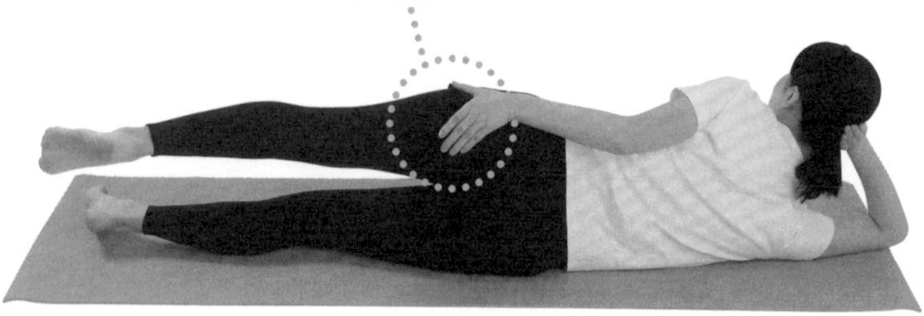

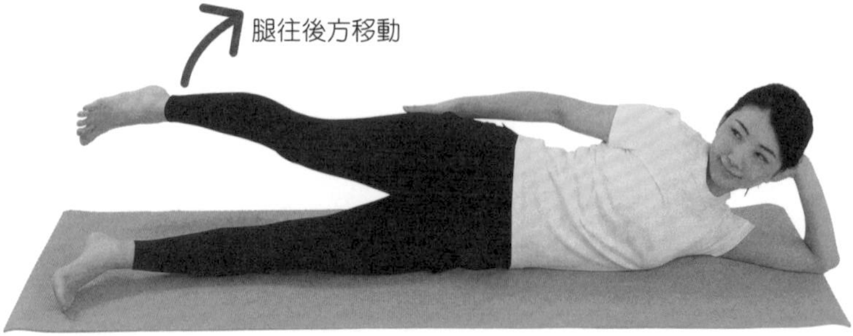

3 專注於步驟 **2** 中
用手按壓之部位的肌肉，
同時打直膝蓋，將腿往後方抬起。

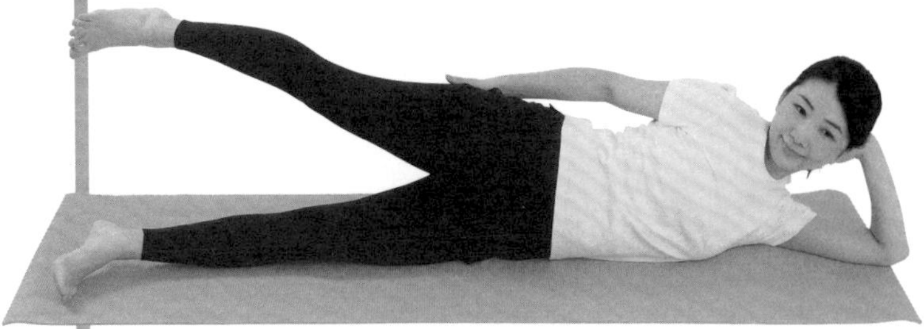

4 盡可能將腿抬高，並維持7秒。
重複上述動作3次。

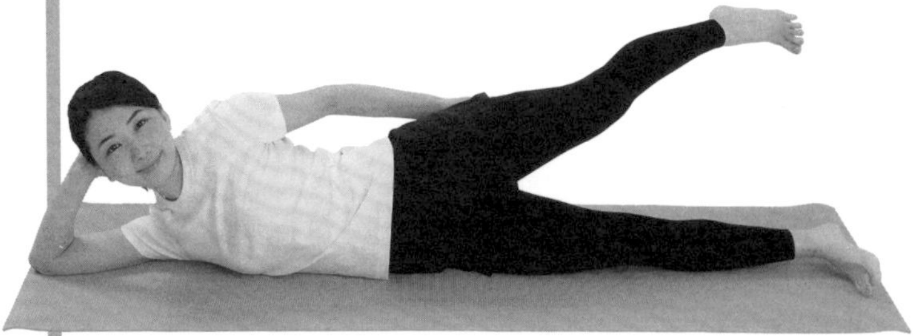

5 另一條腿也同樣做3次。

運動③仰臥抱大腿

仰臥抱大腿是鍛鍊股四頭肌的運動。這項運動同樣**不會對膝關節造成負擔**，因此應該幾乎感覺不到疼痛。

雙手抱住大腿往胸口拉的同時，大腿也出力抵抗雙手繃緊肌肉。此時要將注意力集中在大腿正面的肌肉。重點在於**腿抬起來時，手抱住腿的位置不要移動**。其他運動也會有手拉腿時腿出力抵抗的動作，掌握訣竅做起來會更得心應手。

另外還有一項所有運動共通的重點，就是如果只鍛鍊膝蓋會痛的那一條腿，左右的肌肉會變得不平衡，因此膝蓋不會痛的那一邊同樣要鍛鍊。這項運動也有在椅子上做的版本，可以選擇自己覺得輕鬆的方式來做。

運動③

仰臥抱大腿

動作講解

1組 7秒×6次

1天 2組

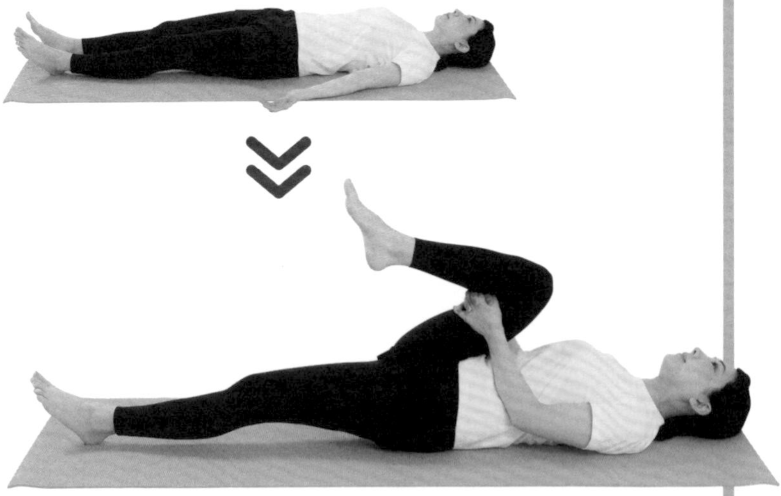

1 身體正面朝上仰躺，
雙手抱住大腿後側並彎曲膝蓋。

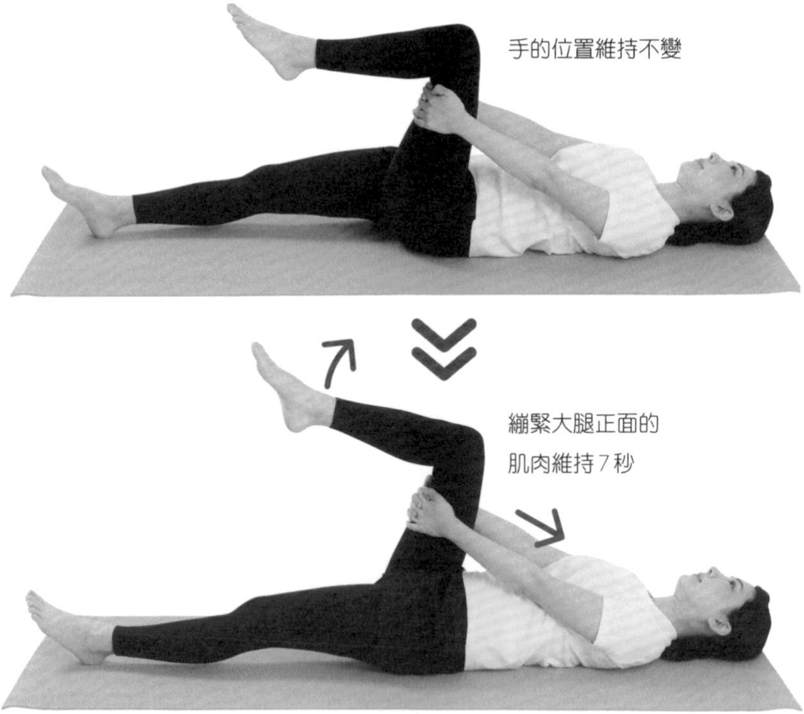
手的位置維持不變
繃緊大腿正面的
肌肉維持7秒

2

做**1**的姿勢時嘗試打直膝蓋，
手則出力抵抗，將膝蓋往胸口方向拉。
此時繃緊大腿正面的肌肉並維持7秒。
上述動作做3次之後，另一條腿也同樣做3次。

另一種版本

坐在椅子上抱大腿

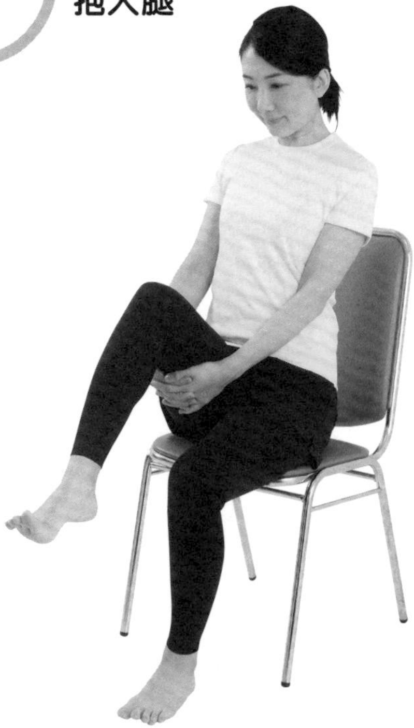

坐在椅子上並以雙手抱住大腿後側，此時嘗試打直膝蓋，手則出力抵抗，將膝蓋往胸口方向拉。與此同時繃緊大腿正面的肌肉並維持7秒。上述動作做3次之後，另一條腿也同樣做3次。

運動④仰臥抱脛

仰臥抱脛也在鍛鍊股四頭肌。**與仰臥抱大腿交互做，能平均鍛鍊大腿肌肉**。

在仰躺的狀態下彎曲膝蓋，雙手抱住小腿正面脛骨的位置將膝蓋往胸口拉，與此同時腿則出力抵抗，嘗試打直彎曲的膝蓋。此時要集中注意力繃緊大腿正面的肌肉。訣竅在於**抱住膝蓋後固定位置不要移動，讓往上拉的力量與抵抗的力量處於平衡，並繃緊肌肉**。

膝蓋不會痛的那條腿其實也有肌力不足的問題，因此兩腿都要鍛鍊。

這項運動同樣可以坐在椅子上做，兩種方法效果是一樣的，挑選自己覺得比較輕鬆的來做即可。

運動④

仰臥抱脛

動作講解

1組 7秒×6次

1天 2組

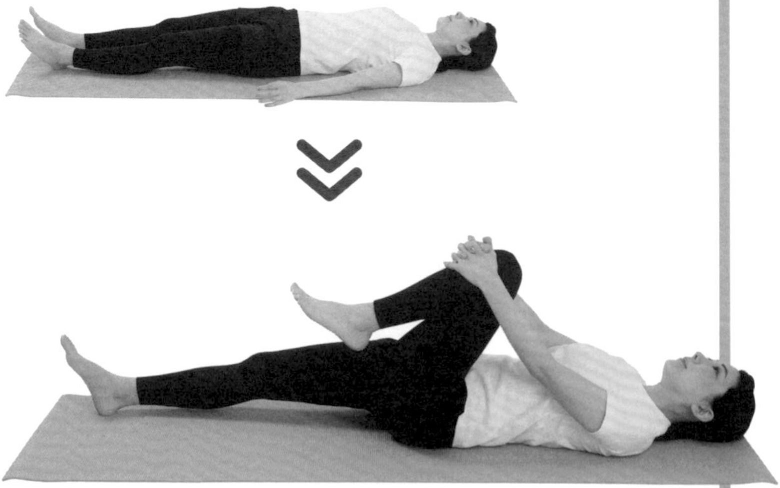

1 身體正面朝上仰躺，
彎曲膝蓋並用雙手抱住
小腿脛骨。

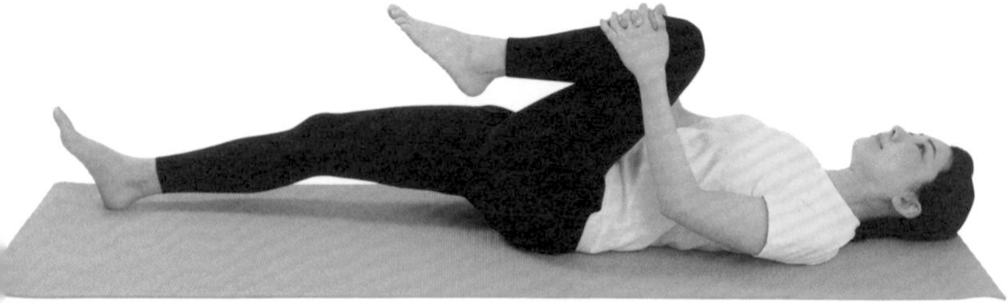
手的位置維持不變

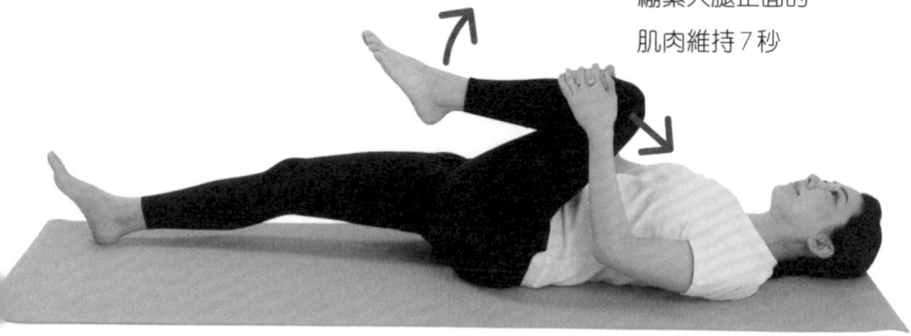
繃緊大腿正面的
肌肉維持7秒

2

做**1**的姿勢時嘗試打直膝蓋，
手則出力抵抗，將膝蓋往胸口方向拉。
此時繃緊大腿正面的肌肉並維持7秒。
上述動作做3次之後，另一條腿也同樣做3次。

另一種版本

坐在椅子上抱脛

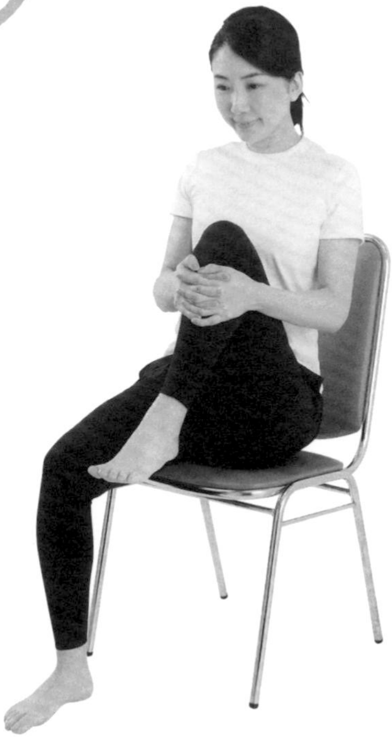

坐在椅子上並彎曲膝蓋將腿抬起，雙手抱住脛骨。此時嘗試打直膝蓋，手則出力抵抗，將膝蓋往胸口方向拉。與此同時繃緊大腿正面的肌肉並維持7秒。上述動作做3次之後，另一條腿也同樣做3次。

運動⑤踢腿鍛鍊臀肌

踢腿鍛鍊臀肌是相當重要的一項運動，可以鍛鍊臀大肌與股二頭肌。

務農的人會自然而然鍛鍊到這些肌肉，但現代人在日常生活中沒什麼機會用到，因此容易肌力不足。如果長期待在家裡沒出門，肌力會變得更弱。

屁股下垂是臀大肌力量不足的徵兆。如果覺得屁股下垂不好看，就一定要做這項運動。這項運動的重點是**將注意力集中在繃緊膝蓋後側與臀部的肌肉上，並將腿抬起來維持七秒**。腿抬起來時要注意是否有打直膝蓋。

剛開始做時或許只能將腿抬起來一點點，不過肌力培養起來以後，就有辦法逐漸將腿抬高。

運動⑤

踢腿鍛鍊臀肌

動作講解

1組 7秒×6次

1天 2組

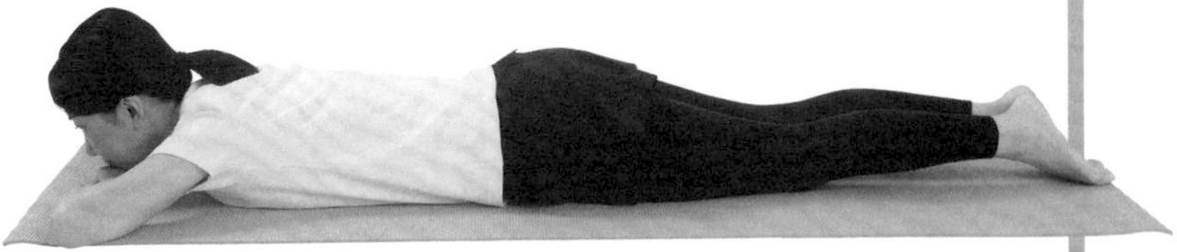

1 身體正面朝下趴臥，伸直雙腿。
雙手稍微交疊，將下巴放在手上。

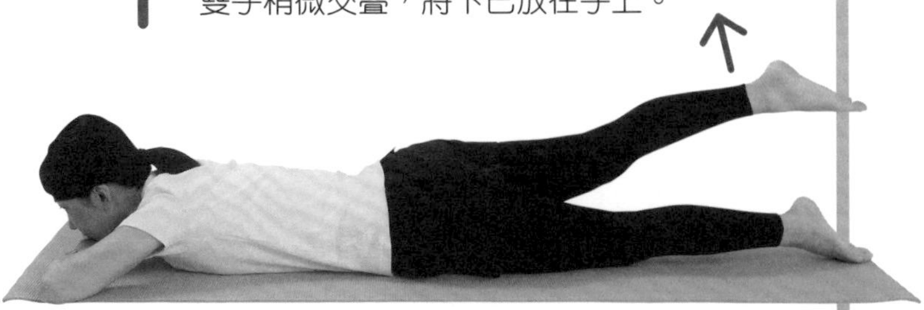

2 在腳尖與膝蓋維持筆直的狀態下
將腿抬起。

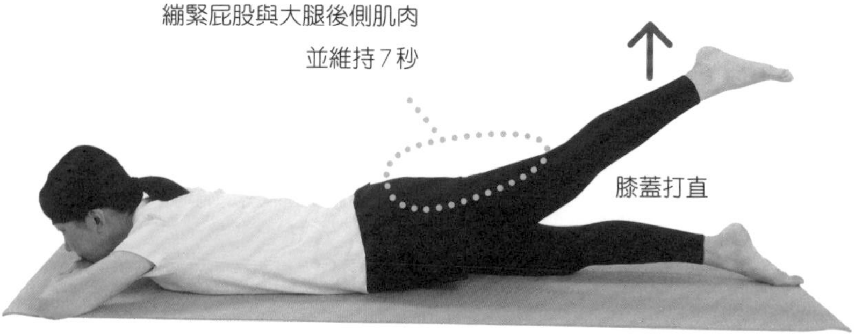
繃緊屁股與大腿後側肌肉
並維持7秒
膝蓋打直

3 盡可能將腿抬高，
繃緊屁股與大腿後側的肌肉並維持7秒。
上述動作要做3次。

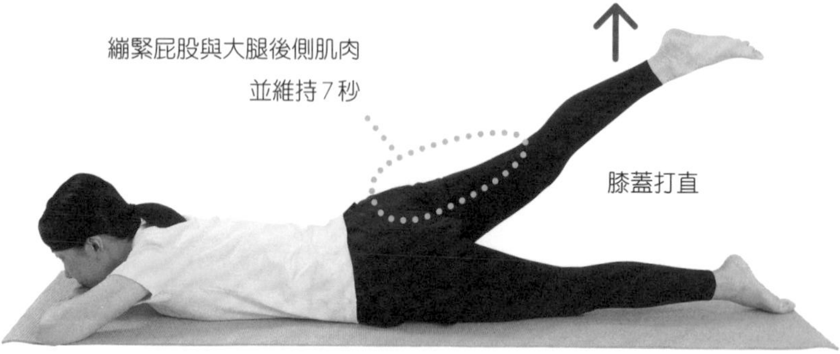
繃緊屁股與大腿後側肌肉
並維持7秒
膝蓋打直

4 另一條腿也同樣做3次。

進階版

將腿抬得更高
提升肌力

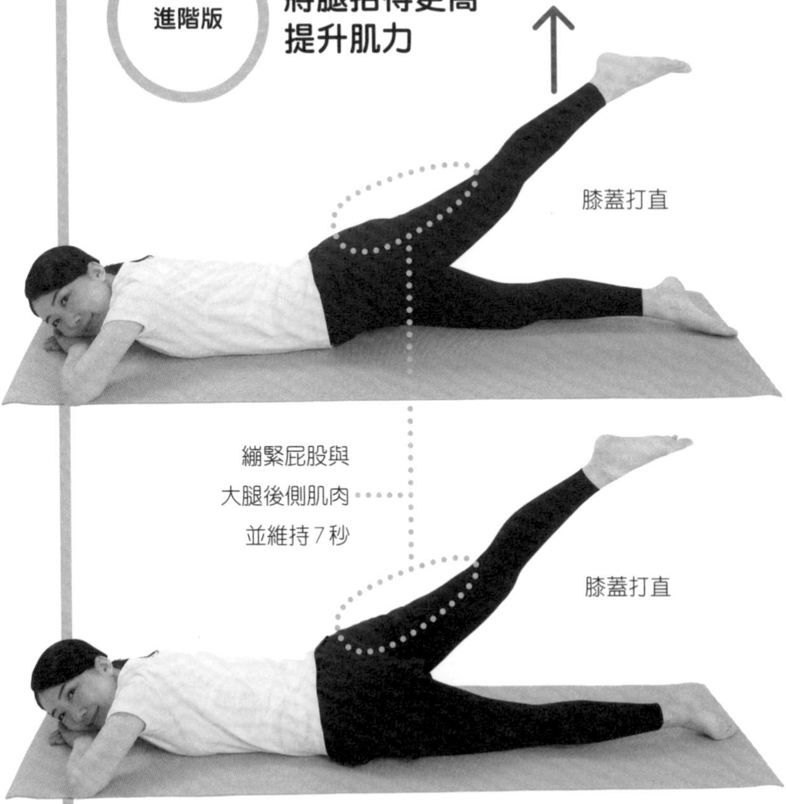
膝蓋打直
繃緊屁股與
大腿後側肌肉
並維持 7 秒
膝蓋打直

如果已經覺得抬腿不費力的話，
就試著將腿抬得更高。
這樣能進一步加強臀部與大腿後側的肌肉。

運動⑥扭轉大腿

扭轉大腿對於**因O型腿而有膝痛困擾的人最為有效**。這是因為O型腿的人大腿內側的肌肉（股內側肌）難以使力。如果習慣了這種狀態，會忘記如何繃緊股內側肌，這項運動的目的就是專門訓練這裡。

膝蓋痛嚴重的人做了扭轉大腿內側的運動後，疼痛也有可能減輕。做其他運動會覺得痛的話，可以先從扭轉大腿做起。

扭轉大腿也可以鍛鍊股四頭肌，尤其是股直肌。做扭轉大腿時和仰臥空中深蹲一樣，要用拇指按住**股直肌**。訣竅是**扭轉時將注意力集中在這，並繃緊肌肉**。

和其他的運動一樣，左右的肌肉要均衡鍛鍊，膝蓋不痛的那條腿也要做。

運動⑥

扭轉大腿

動作講解

1組 7秒×6次

1天 2組

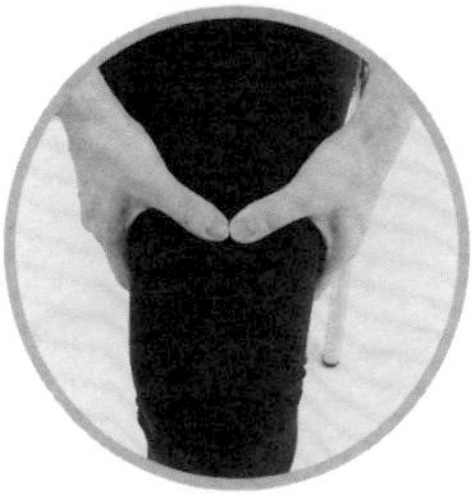

以雙手拇指抵住大腿正中央壓緊。

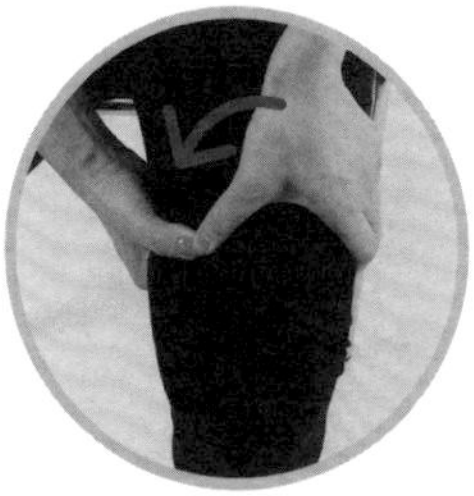

拇指持續壓在大腿上，並將大腿往內側扭轉。

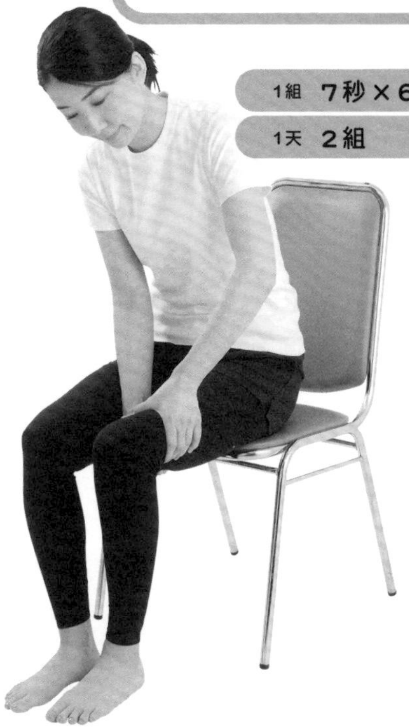

1 坐在椅子上，
以雙手拇指指腹按壓
大腿正中央（約膝蓋骨上方8～10㎝處），
維持這個姿勢將大腿往內側扭轉。

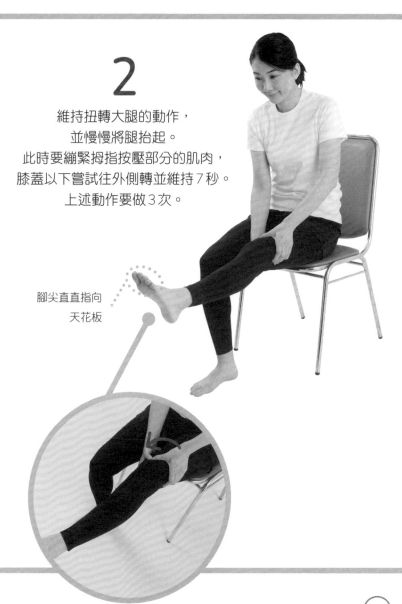

2

維持扭轉大腿的動作，
並慢慢將腿抬起。
此時要繃緊拇指按壓部分的肌肉，
膝蓋以下嘗試往外側轉並維持7秒。
上述動作要做3次。

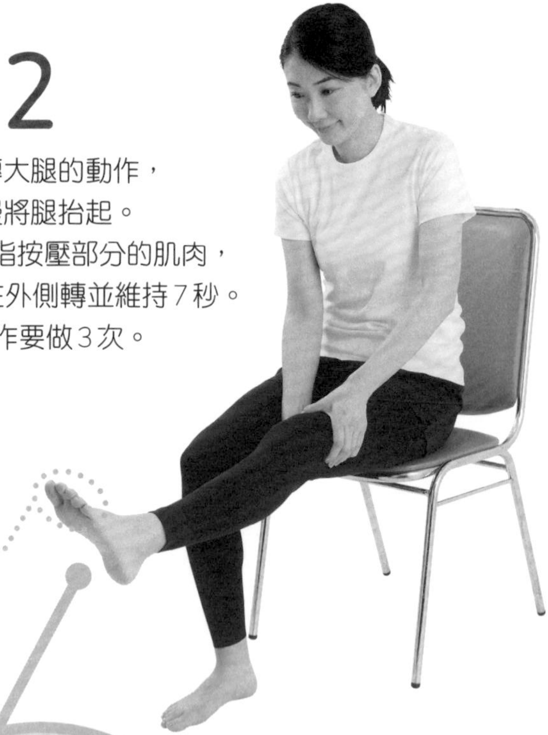

腳尖直直指向
天花板

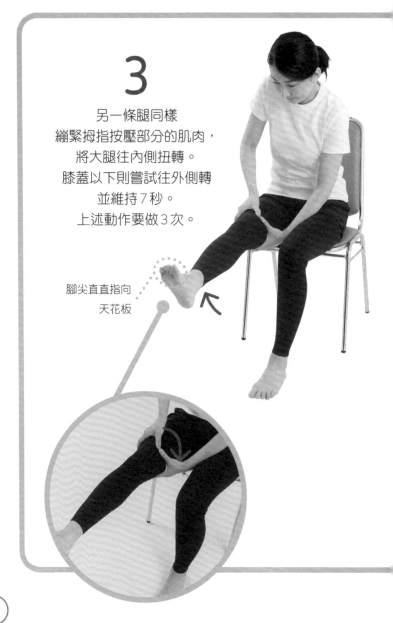

3

另一條腿同樣
繃緊拇指按壓部分的肌肉，
將大腿往內側扭轉。
膝蓋以下則嘗試往外側轉
並維持7秒。
上述動作要做3次。

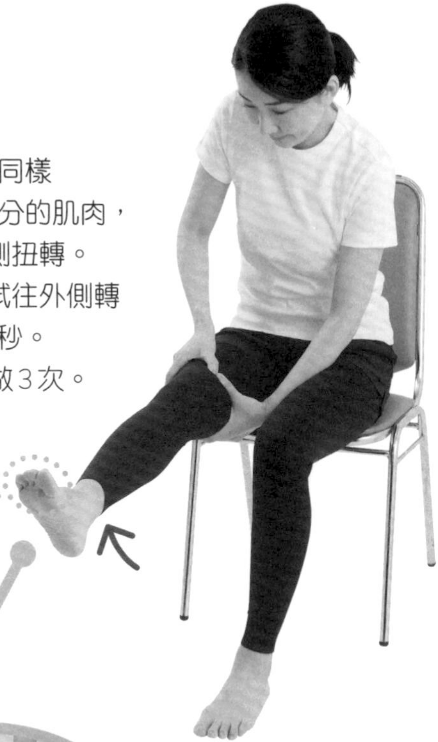

運動⑦鍛鍊大腿後側

這項運動能夠**有效鍛鍊大腿後側的股二頭肌**。進行練習時要用到橡膠製的彈力帶，這是一種利用橡膠的反彈力達到鍛鍊效果的器材。

彈力帶在市面上有各種名稱，不過只要上網搜尋「彈力帶」就可以買到。如果真的買不到的話，雖然反彈力沒那麼足夠，但也可以用毛巾代替。

雙手拿住彈力帶坐在椅子上，彈力帶套住腳踝稍微上面一點的部位，腿往地板方向靠，雙手則出力抵抗，繃緊腿部肌肉維持七秒。

此時的重點是**將注意力集中在大腿後側的肌肉**。膝蓋不會痛的那條腿也要做相同練習。

運動 ⑦

鍛鍊大腿後側

動作講解

1組 7秒×6次

1天 2組

1

雙手拿住彈力帶
坐在椅子上。

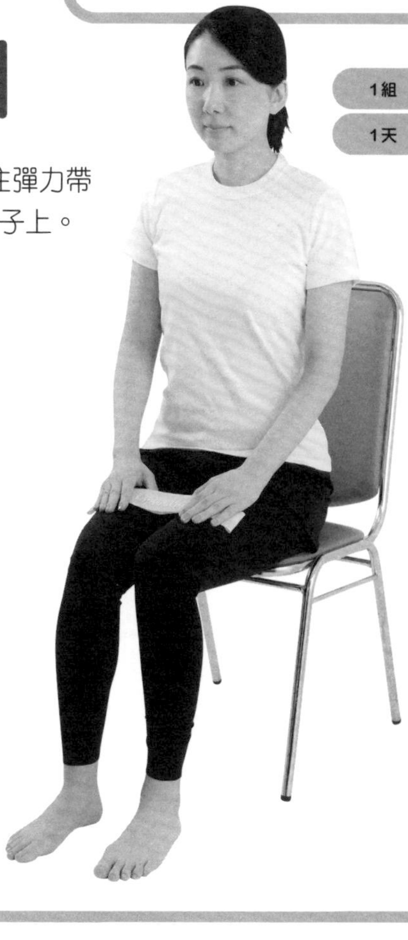

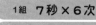

2

彈力帶套住腳踝，
雙手往上拉，
腿則出力抵抗，
設法往地板靠。
此時繃緊大腿後側的肌肉
並維持7秒。
上述動作要做3次。

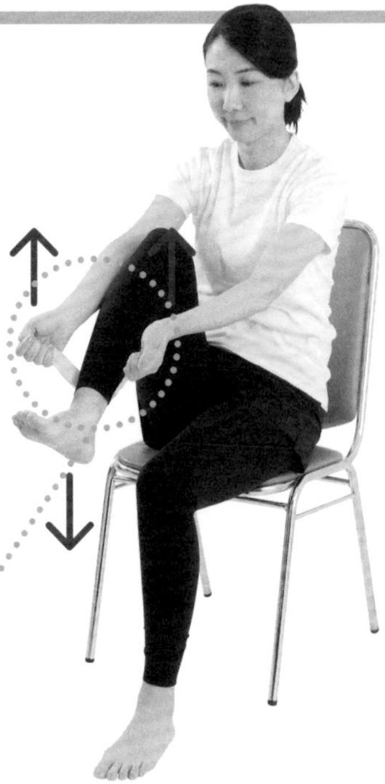

手的位置
不要移動

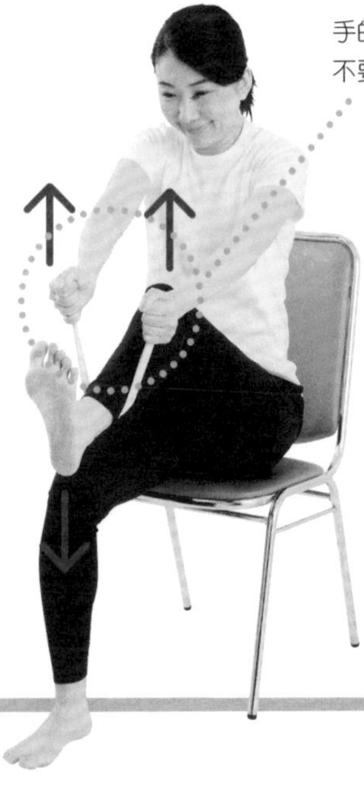

3

另一條腿
也同樣做3次。

簡易版

也可以用家裡的毛巾代替彈力帶

雖然鍛鍊肌肉的效果沒那麼好，
但如果買不到彈力帶的話，
可以改用毛巾。

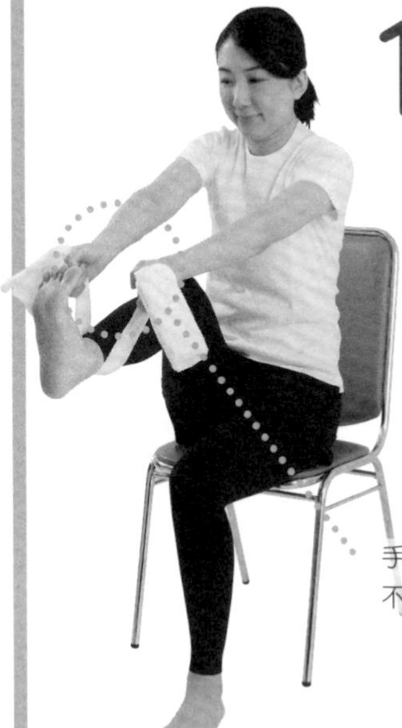

1 將毛巾對折再對折，使毛巾變成長條狀。以長條狀毛巾套住腳踝，雙手往上拉，腿則出力抵抗，設法往地板靠。此時繃緊大腿後側的肌肉並維持7秒。上述動作要做3次。

手的位置不要移動

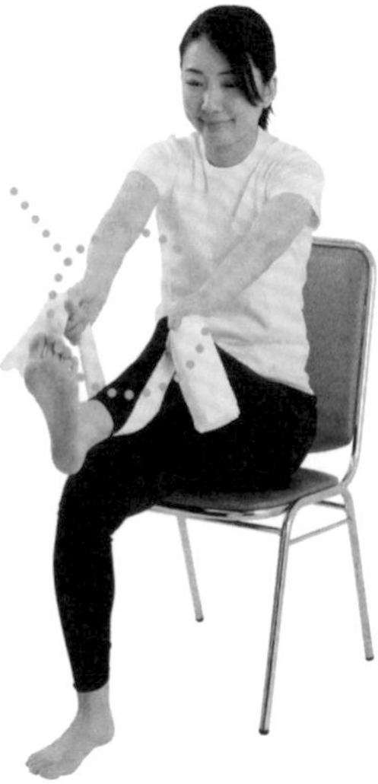

2 另一條腿也同樣做3次。

Q❶ 什麼時候做效果最好？

A❶ 除了飯後與睡前外，任何時候做效果都一樣

由於任何時候做效果都一樣，因此可以配合自己的生活型態，選擇方便的時間做，但不要在飯後或睡前做。飯後做容易造成消化不良，睡前進行肌力訓練則會使交感神經活躍，因此難以入睡。

只要避開飯後一小時內與就寢一小時前這兩個時間，任何時間做都無妨。如果有在上班的話，可以趁回家後吃晚餐前這段時間做。

兩組可以分散在早上與傍晚做，也可以一次做完。如果覺得做兩組太吃力，也可以先從做一組開始。最重要的就是先踏出第一步。

Q❷ 覺得肌肉痠痛的話怎麼辦？

A❷ 肌肉痠痛代表訓練有效，應該繼續練下去

剛開始做這七種運動時，或許會肌肉痠痛。進行肌力訓練會造成肌肉稍微損傷，肌肉量便是在修復損傷的過程中增加的。

換句話說，肌肉痠痛其實代表肌力訓練有效。痠痛只要過幾天就會自然消失，因此只要不是劇烈疼痛的話，可以不用在意，繼續運動。

修復損傷的肌肉需要蛋白質，所以要盡量多攝取蛋白質（參閱一一三頁）。

疼痛若持續超過一週，或一天比一天痛的話，就有可能不是肌肉痠痛。此時請停止運動，並就醫交由醫師判斷。

Q③ 哪些人不適合做這些運動？

A③ 膝蓋腫、發炎時請不要做

本書介紹的七種運動基本上任何人都能做，如果是初期的膝蓋痛，做這些運動應該不會造成疼痛，若會感到疼痛的話，就不要做會造成疼痛的那項運動。七種運動每一種做起來都會痛的情形並不多見，因此挑自己能做的運動來做就好。

膝蓋有積水腫脹等明顯的發炎症狀時，請不要做這些運動。應該先前往骨科就醫，等發炎治療好後再做。

另外，感冒或身體不舒服時也不要做。這種時候要先充分休息，將身體調養好更重要。

Part 3

用溫熱療法與刺激穴道緩解膝蓋痛

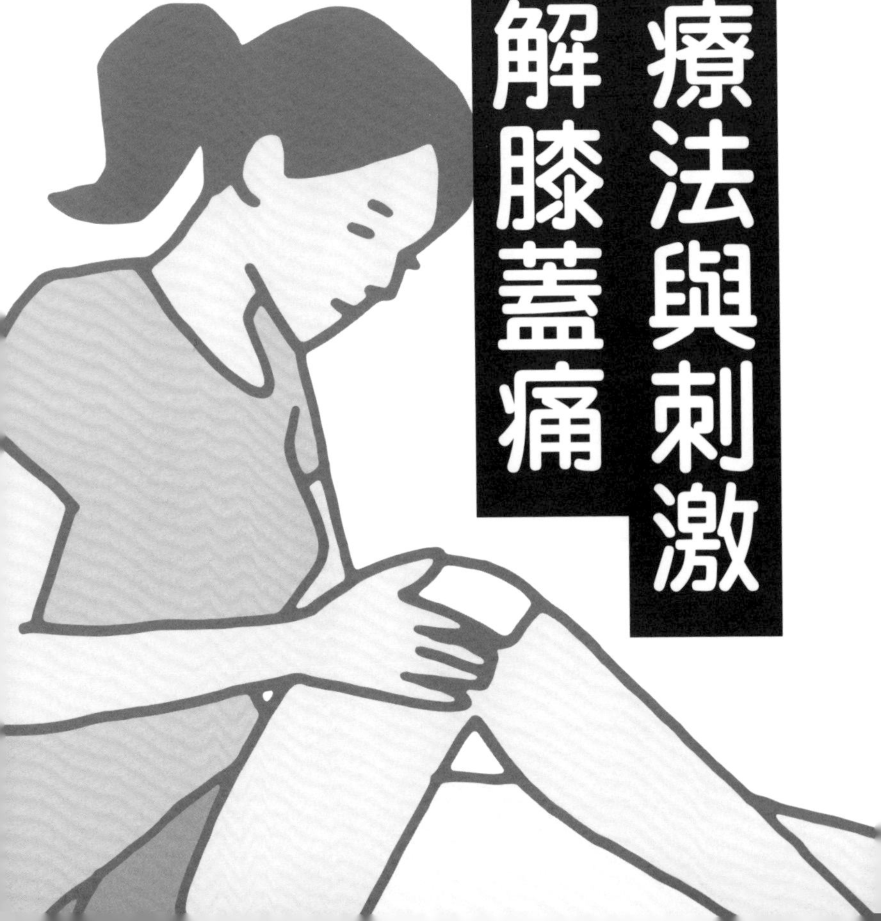

做好保暖可改善受寒造成的疼痛

有些人在天冷時膝蓋痛會變嚴重。這種膝蓋痛是**因為膝蓋受寒造成肌肉緊繃僵硬，或是血管收縮使得血液循環變差所造成的**。

肌肉變硬會造成關節的活動度變差，血液循環不良則會導致細胞無法獲得足夠的氧氣，結果釋放出疼痛物質。

一旦產生了疼痛，會令人無法放鬆，於是身體變成了在我們緊張時運作的交感神經所主導。交感神經是會使血管收縮的自律神經，身體像這樣由交感神經主導運作，便會引發疼痛的惡性循環。

因為受寒而變嚴重的疼痛，可以藉由加強保暖緩解，而最快的方法就是泡澡。一般認為溫泉能夠改善關節痛，相信讀者中應該曾經有過這樣的經驗。

其實，不用專程跑去泡溫泉，**只要在自己家裡泡澡，疼痛就能得到相當程度的緩解**。要讓身體上下都暖起來的話，建議在微溫的四十度左右的洗澡水中泡十分鐘左右。

但由於年長者常在浴室發生意外，尤其冬天發生的頻率更高，因此不建議為了加強膝蓋保暖而泡澡。

泡澡產生的劇烈溫差會引發「熱休克」的現象，使血壓產生大幅波動。所以心臟功能通常偏弱的年長者泡澡其實是一件危險的事。尤其如果是為了保暖而泡澡，很容易一不留神就泡太久，增加熱休克導致意外的風險，因此要特別注意。

即使不是年長者，泡澡時如果連肩膀也泡進水中，也會對心臟造成負擔，建議泡十分鐘左右就好。

用暖暖包保暖

我推薦的保暖方法是**在膝蓋貼上暖暖包**。相信大家應該不好意思直接貼在衣服上出門，因此可以多穿一件內搭褲等貼身的衣物，將暖暖包貼在貼身衣物上。暖暖包只要拆開包裝拿出來就會變熱，而且可以長時間維持保暖效果。只要在出門前先貼好，就算外出好幾個小時也不用更換重貼。

由於**沒有疼痛問題的膝蓋其實血液循環也同樣不佳，因此兩邊的膝蓋都要貼**，這樣能改善兩邊膝蓋的活動度。不過要注意，迷你尺寸的暖暖包不足以讓整個膝蓋暖起來，所以要買大一點的。另外，貼上暖暖包後如果覺得太熱、燙的話，要立刻撕下，否則有可能造成低溫燙傷（參閱一〇三頁）。

用暖暖包替膝蓋保暖

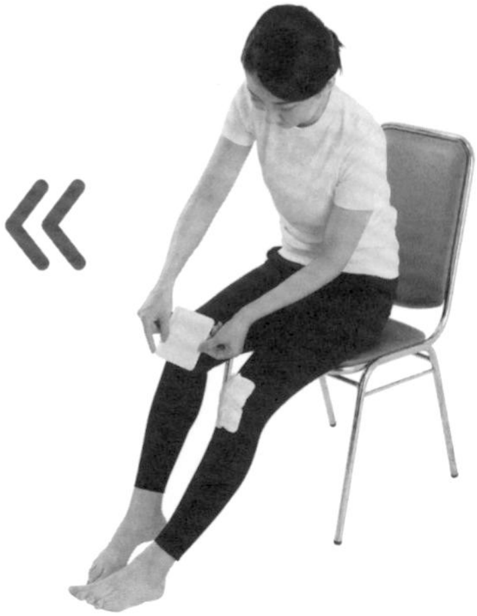

將暖暖包貼在膝蓋上。兩腿的膝蓋都需要做好保暖，因此不會痛的那一邊也要貼。

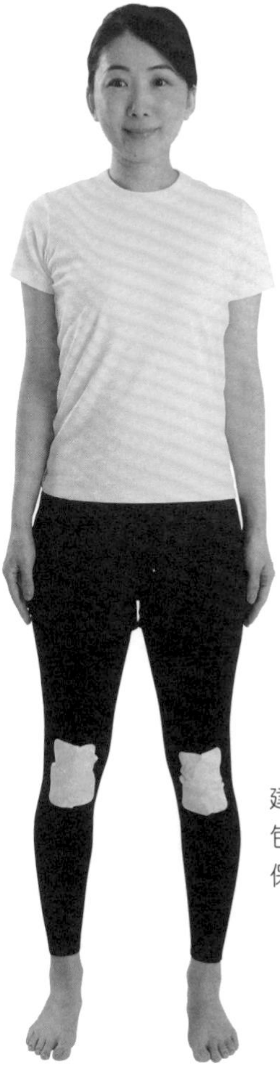

建議購買大一點的暖暖包，才能讓整個膝蓋都保暖到。

用吹風機溫暖膝蓋

另一種讓受寒的膝蓋暖起來的方法，是**使用家家戶戶都有的吹風機**。

方法很簡單，只要用吹風機對著膝蓋周圍吹熱風就行了。除了感到疼痛的部位以外，膝蓋後側等膝蓋的每一處都要吹到。吹風機如果靠太近容易溫度過高，因此維持在吹起來覺得舒服的距離就好。

用吹風機吹膝蓋時，建議在有暖氣的溫暖室內進行。如果室內不夠溫暖，讓人感覺寒冷的話，交感神經會主導身體的運作，使全身血液循環變差，即使溫暖了膝蓋也難以產生效果。

不適合泡澡的年長者，也可以改用吹風機溫暖膝蓋。

用吹風機溫暖膝蓋

當膝蓋因為天氣冷而感到疼痛時，用吹風機的熱風吹一吹，或許能舒緩疼痛。

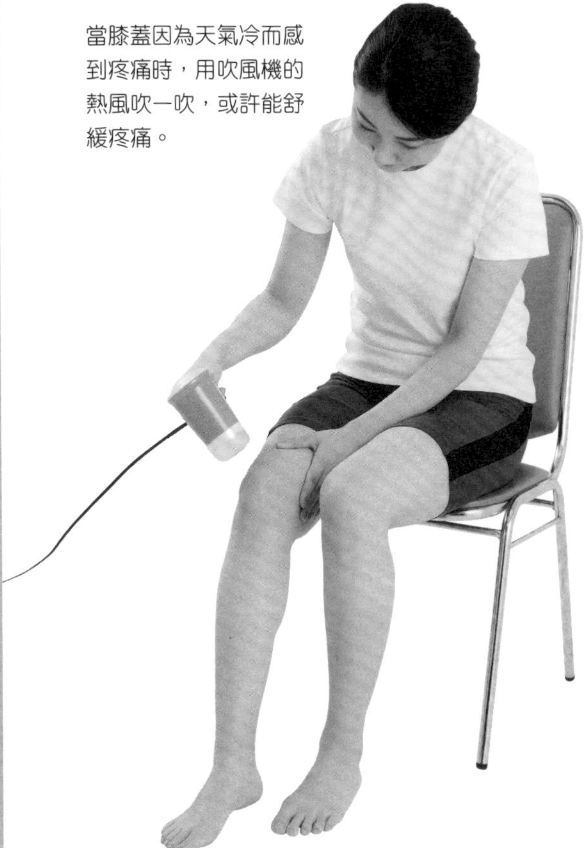

＊若吹風機靠太近，熱風可能會造成燙傷，請維持適當距離。

刺激穴道及針灸也能改善膝痛

針灸是東方醫學中的一種療法，理論基礎與現代醫學不同，特色在於認為人體有「氣」（生命能量）運行全身。全身上下遍布著氣的通道「經絡」，穴道便位在這些通道上。**針灸即藉由刺激穴道調理氣的流動，改善疼痛。**

針灸包括了「針」與「灸」兩個部分，雖然沒有受過訓練的人不能隨便下針，但在藥妝店之類的地方可以買到家庭用的灸療商品自行灸療。家庭用的灸療商品都附有底座，皮膚不會直接接觸到火，因此十分安全。

另外，以手指用力按壓穴道（刺激穴道）也同樣有效。刺激穴道的效果因人而異，對某些人而言不會馬上見效，而且也只是症狀治療，建議當成輔助即可。

在穴道進行灸療
也能改善膝蓋痛

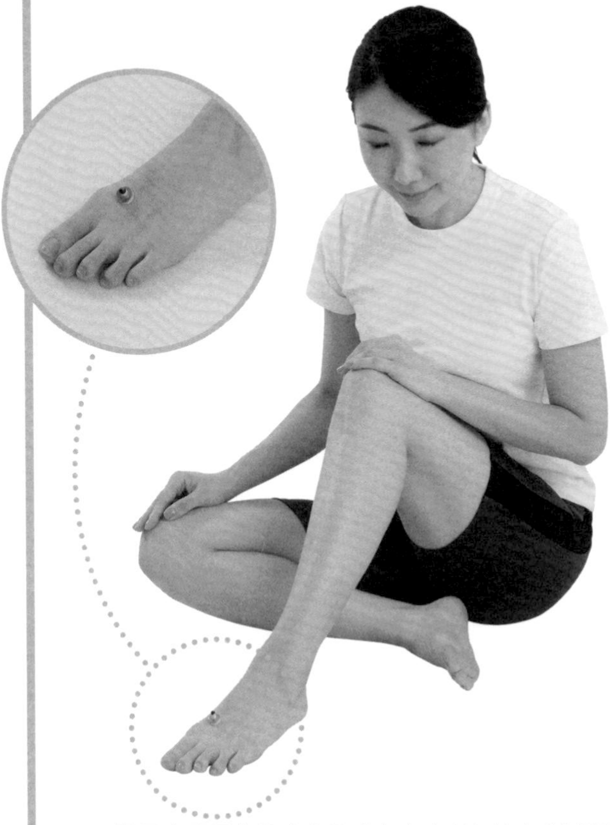

使用家庭用的灸療商品（有底座者）能有效減緩膝痛。圖中灸療的位置是太衝穴。

與膝痛有關的穴道① 太衝

太衝穴是能緩和膝蓋痛的穴道之一，一般認為太衝穴與**促進血液循環、改善手腳冰冷、消除壓力有關，也能消除膝蓋的疼痛**。

左圖中從腳拇指與第二指之間沿著腳背往上，用手指指著的地方（拇指與第二指的骨頭相交處前面一點的凹陷）便是太衝穴。

刺激穴道的方法有許多種，我推薦的是**以畫圓的方式按壓穴道**。比起直接往下按壓，手指按壓著穴道並一面轉動給予刺激產生的反應會更好。

全身絕大多數的穴道都是左右對稱的，因此左右兩腳都有太衝穴。只按壓膝蓋會痛的那條腿固然有效，如果疼痛劇烈的話，建議左右兩邊的穴道都要刺激。

如何刺激太衝穴

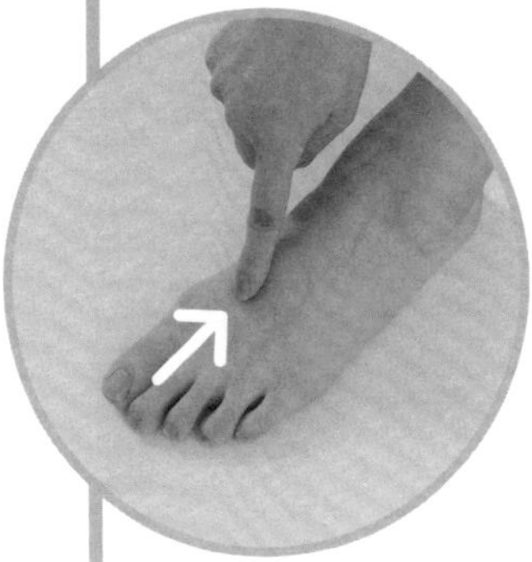

找出太衝穴的位置

從腳拇指與第二指之間往上摸，手指遇到了凹陷自然停下來的地方便是穴道。

以指腹按住穴道畫圓，刺激1～2分鐘。可以用會稍微感覺疼痛的力道刺激。

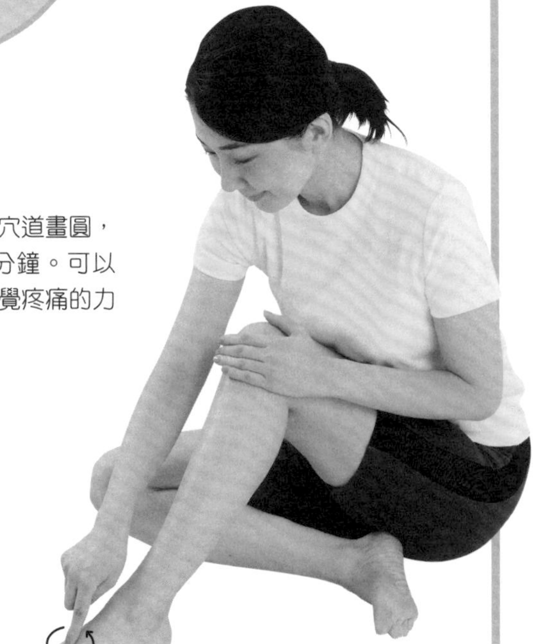

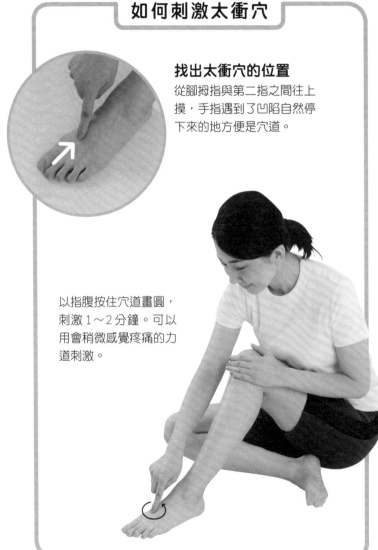

與膝痛有關的穴道② 蠡溝

另一個能緩和膝蓋痛的穴道是蠡溝穴。一般認為蠡溝穴是**強健肝臟，解決月經不順、膀胱炎等女性問題的穴道，但其實對膝蓋痛也有效**。

蠡溝位於腳踝內側往上七指（以拇指以外的手指寬度測量）處。將腳踝內側與膝蓋皺褶連成一直線並分為三等分的話，腳踝內側往上的三分之一處便是蠡衝穴。用力按壓時如果有悶痛感，就代表找到穴道了。

刺激蠡衝穴的方法與太衝穴相同，是用手指**按壓穴道的同時畫圓給予刺激**。同樣的道理，只按壓膝蓋會痛的那條腿固然有效，如果疼痛劇烈的話，不妨左右兩邊的蠡衝穴都刺激一下。

如何刺激蠡溝穴

找出蠡溝穴的位置

蠡溝穴位在腳踝內側往膝蓋方向七根手指（不要用拇指量）的脛骨上。用手指按壓會有悶痛感。

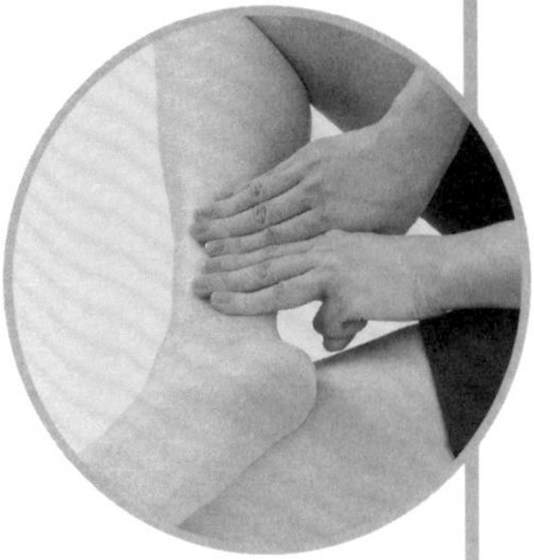

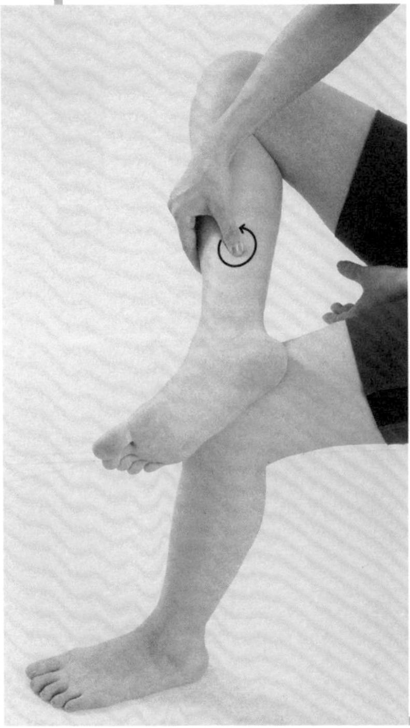

拇指指腹按住穴道，其餘四指抓著脛骨，拇指以畫圓的方式刺激穴道。可以用會稍微感覺疼痛的力道刺激。

與膝痛有關的穴道③ 陰陵泉

當膝蓋發炎，有類似積水的症狀時可以刺激陰陵泉穴。

陰陵泉穴是掌管水的穴道，不僅能**調理體內水分的流動改善水腫，也具有使身體吸收膝蓋積水的效果**。將手指放在腳踝內側，沿著脛骨往膝蓋方向摸，到了膝蓋下方手指遇到阻力自然停下的位置便是陰陵泉穴。

如果雙腿因為長期足不出戶而缺乏活動的話會容易水腫，這時也可以藉由刺激陰陵泉穴改善。

和其他穴道一樣，陰陵泉穴要用**一面按壓一面畫圓的方式刺激**。膝蓋不會痛的那條腿也以相同方式刺激，效果會更好。

如何刺激陰陵泉穴

找出陰陵泉穴的位置

陰陵泉穴位在手指抵在腳踝內側，沿脛骨往膝蓋方向移動時，手指遇到阻力自然停下的位置。

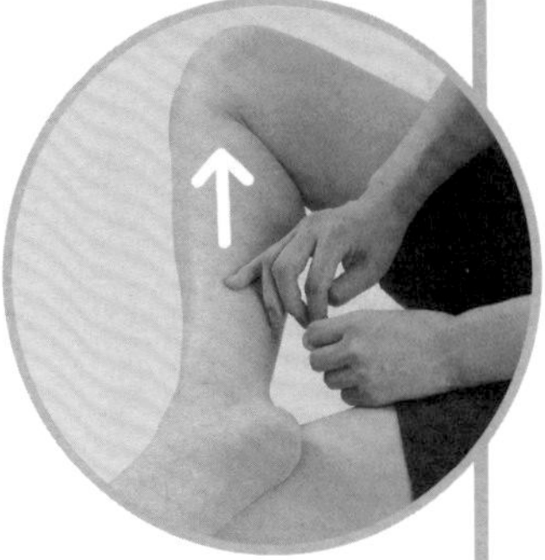

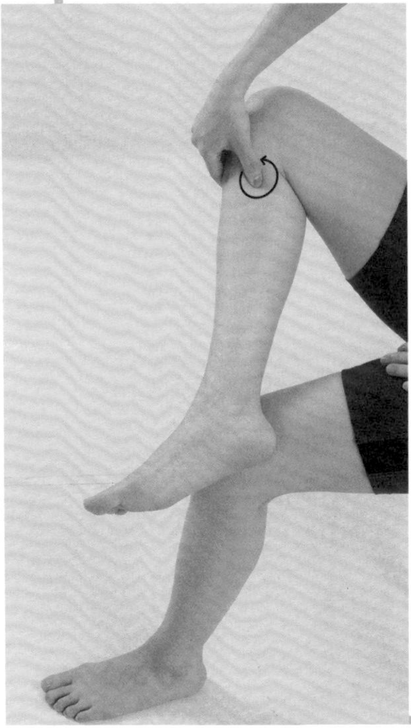

拇指指腹按住穴道，其餘四指抓著脛骨，拇指以畫圓的方式刺激穴道。可以用會稍微感覺疼痛的力道刺激。

Q❶ 什麼時候做效果最好？

A❶ 覺得強烈疼痛時做最有效

膝蓋受寒時進行溫熱療法會比較有效。像是剛從外面回到家中、早上起床等膝蓋冰冷時，都可以用泡澡或以吹風機吹等方式加強保暖。

刺激穴道任何時候都可以做，但在感到強烈疼痛時刺激穴道會更有效。會覺得疼痛特別強烈是因為受寒或膝關節僵硬，這些都是適合刺激穴道的時機。

平時有在上班的人，也可以在公司廁所之類的地方偷偷刺激穴道。

如果已經感受到刺激穴道的效果，無論白天或晚上，只要覺得痛的話都可以找時間來做。

Q2 覺得太熱的話該怎麼辦？

A2 覺得太熱的話就先不要做，以免低溫燙傷

使用暖暖包保暖時，要小心低溫燙傷。如果覺得太熱的話當然要馬上撕下來，但就算不覺得很熱，也建議每隔三～四小時就要先暫時拿下來。

如果是用吹風機吹熱風，要記得膝蓋和吹風機不要靠太近。保持適當距離，才能避免熱風造成燙傷。

家庭用的灸療商品無法一概而論，由於款式的熱度不同，使用時還是有可能會燙傷。如果覺得太熱的話，即使灸療還沒結束也要先拿掉。以前沒有灸療過的人建議先從微熱的款式開始嘗試，用起來沒問題的話，再改用熱度較高的款式。

Q③ 哪些人不適合溫熱療法或刺激穴道？

A③ 膝蓋腫、發炎時請不要做

膝蓋有腫脹、發熱等發炎症狀時，請不要進行溫熱療法。尤其膝蓋如果有積水的話，絕對不可以用前面介紹的方法讓膝蓋熱起來。

一般認為發炎時進行冷卻（冰敷）比溫熱療法好，但不建議非專業人士自行判斷，最好還是洽詢醫師。不過，刺激膝蓋以外的穴道是無妨的（本書介紹的三個穴道都沒有問題），例如陰陵泉穴有去除膝蓋積水的效用，可以嘗試看看。

另外，刺激穴道的效果因人而異，如果做了好幾次以後都感覺不到成效的話，就請不要做了。

Part 4

告別膝蓋痛的生活之道

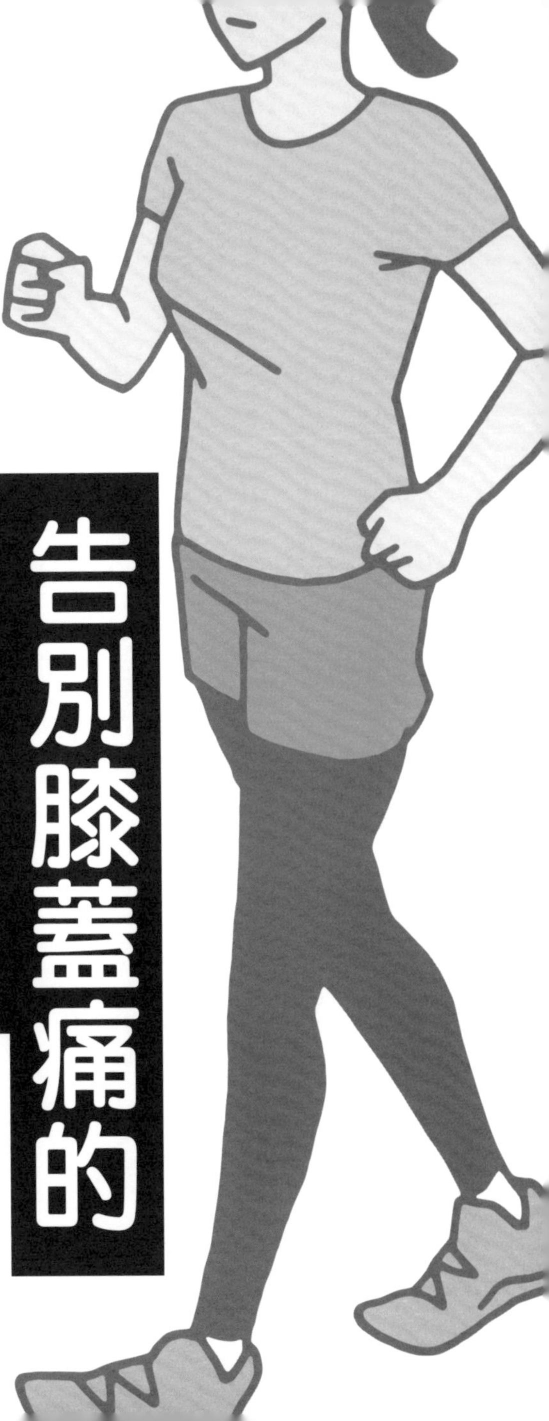

改善以後要多走路以防復發

因為做了空中深蹲等運動，而緩解了膝蓋痛後，還有另一件事要做，那就是多走路。

疫情期間長期足不出戶的生活使得許多人出現膝蓋痛的問題，原因就出在缺乏走動。人的身體機能會因為沒有使用而衰退，尤其是關節，平時沒有多動的話就會變僵硬，活動度變差。

活動膝關節最簡單的方法就是走路。只要每天走路，膝關節就不會變僵硬。

走路同時也是維持肌力最基本的運動。關在家裡不出門的生活會造成下半身肌力不足，就是因為缺乏運動，換句話說就是沒有走路。

而且缺乏走動的人通常都飲食熱量過剩，因而導致肥胖。但只要每天都有走路就能適度消耗熱量，有助於改善肥胖。

如果已經完全習慣了足不出戶的生活，就算沒有膝蓋痛的問題，或許也會覺得走路是件苦差事。但走路有助於防止膝痛復發，因此還是要設法多加習慣。

走路（健走）對於心理健康也有正面幫助。長期在家足不出戶會使生活缺乏步調的變化，容易造成自律神經失衡。

自律神經包括了在活動時主導身體運作的交感神經，以及在放鬆、睡眠時主導身體運作的副交感神經，兩者維持均衡運作可以確保身心狀態良好。

健走能夠促進交感神經與副交感神經維持在均衡狀態，因此也有助於消除長期居家生活所產生的壓力等。

一天走五千步便有足夠效果

常有人問我，如果是為了維持健康的話，一天大概應該走多少步。

一般常見的說法是「一天要以走一萬步為目標」，但一天一萬步這個數字其實沒什麼科學根據。

美國曾有一項以年長女性（平均年齡七十二歲）為對象的調查發現，**相較於不太走路（一天兩千七百步以下）的人，一天走四千四百步的人在四年內的死亡率較低**。但走路對於降低死亡風險的影響最多只到一天七千五百步，一天健走一萬步以上效果並不會更好。

從這個數據可以知道，其實不用過於執著一萬步。我認為如果希望能長久維持走路習慣的話，**以一天走五千步以上為目標，最多八千步左右就夠了**。

而且一天走一萬步太花時間了。雖然走路速度快慢因人而異，但一般來說大約是十分鐘走一千步。若以這樣的速率換算，走一萬步就要一小時四十分鐘之多，實在很難讓人每天持之以恆地走。

無論是一口氣連續走完，或是分成幾次走，對於健康效果都沒有影響。一天走五千步的話只需要花五十分鐘，像是改用走路去超市買東西等，稍微用點心應該就能輕易達成。另外，上下班時所走的路也可以算進一天行走的步數之中。

市面上雖然可以買到計步器，但其實用手機的APP就夠了。近來的計步APP不僅功能齊全，還有許多鼓勵使用者盡量走路的設計，像是可以根據行走距離累積點數等，大家不妨挑選自己覺得能讓走路變得更開心的APP來用。

＊出處：AMA Intern Med. 2019 Aug 1;179(8):1105-1112. doi: 10.1001/jamainternmed.2019.0899.

走路時要挺直背脊，目光望向遠方

健走是以稍快的速度走路的有氧運動。**以較快的速度行走能讓身體大量攝取氧氣，提升健康效果**。而且**攝取氧氣還有燃燒脂肪的瘦身效果**。

所謂稍快的速度是指會使呼吸稍微變急促的速度。用這樣的速度連續走三分鐘左右，如果累了就放慢腳步調整呼吸，然後再快走三分鐘左右，其實這樣就能得到健走產生的效果。這種相互穿插快走與慢走的走路方式叫作**「間歇快走」**，在中高齡世代是很熱門的健康促進法，運動不足的年輕人也可以嘗試看看。

走路時的重點是**挺直背脊，目光望向遠方**。腿部肌力不足的人往往會駝背盯著自己的腳走路，但就算覺得很難做到，也要盡可能挺直背部走路。

提醒自己用正確方式走路

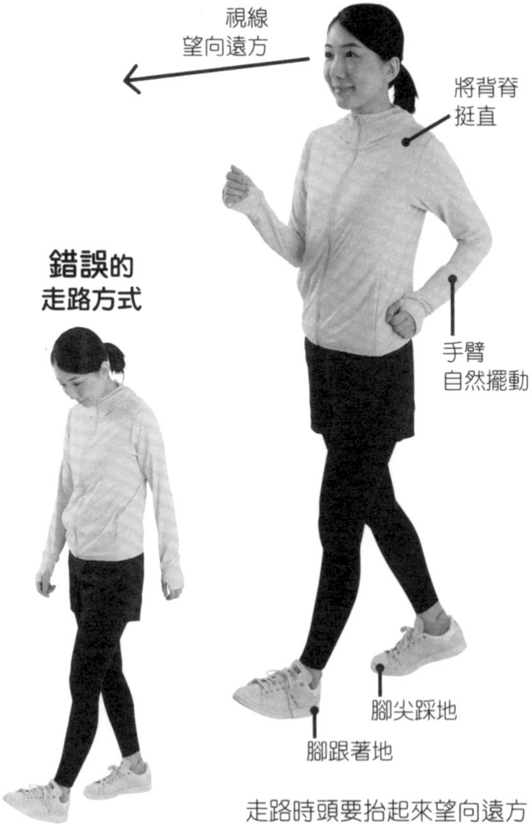

低頭看著自己的腳走路會使背拱起來，身體也不夠穩定，因而容易跌倒。

走路時頭要抬起來望向遠方，並挺直背脊。提醒自己用腳跟著地、腳尖踩地產生反作用力的方式行走。步伐跨大的話自然就能走得快。

下樓梯比上樓梯更重要

相信經由仰臥空中深蹲等運動治好膝蓋痛的人，上下樓梯應該都沒問題了。如果不趕時間的話，建議**多走樓梯而不要搭電梯或電扶梯**，這麼一來也有助於強化肌力。

車站的電扶梯在上下班時間總是非常擁擠，搭乘電扶梯時行走也十分危險，因此近來有愈來愈多車站禁止在搭乘電扶梯時行走。

走人潮比較少的樓梯不僅比較安全，也能強化肌力，可說是一舉兩得。

上樓梯主要能鍛鍊到股四頭肌，也可以提升心肺機能。一鼓作氣爬樓梯上樓會讓人氣喘吁吁，就是因為用到了心臟及肺。爬樓梯對於沒有心臟方面等疾病的人而言是很好的運動。

一般說到走樓梯促進健康時，大家往往只想到上樓梯，但其實更重要的是下樓梯。

上樓梯時使用的肌肉與走路時使用的肌肉幾乎相同，但下樓梯時會用到平時不太使用的肌肉。因此建議大家下樓梯時不要走太快，而是專注於正在使用的肌肉上，慢慢地走。

將注意力放在肌肉上慢慢下樓梯，能夠均衡地鍛鍊到平時沒有使用的肌肉。

由於每個人的身體狀況不同，如果覺得上樓梯太辛苦的話，可以只要在下樓時走樓梯就好，其實光是這樣就能得到充分的效果。

若是對肌力沒有自信，下樓梯時可以抓著扶手以免跌倒。不過就算抓著扶手，身體相對於階梯還是要維持筆直的姿勢，一步一步慢慢往下走。

有鞋帶的運動鞋是安全的最佳選擇

走路時該穿哪種鞋好呢？答案是運動鞋。雖然上班恐怕沒辦法穿，但如果是**在家裡附近散步、走路去超市買東西之類的用途，運動鞋是很好的選擇**。

運動鞋具有緩衝的功能，可以有效吸收膝蓋承受的衝擊，有助於防止膝蓋痛復發。

皮鞋或商務場合穿的鞋沒有緩衝的作用，因此不建議穿來健走。

另外，也不可以因為離家不遠，就穿涼鞋健走。穿著涼鞋時無法以正確姿勢行走，而且也走不快。

運動鞋應該要選擇有鞋帶的款式，而不是魔鬼氈之類方便穿脫的款式。就算

有鞋帶的運動鞋最適合穿來走路

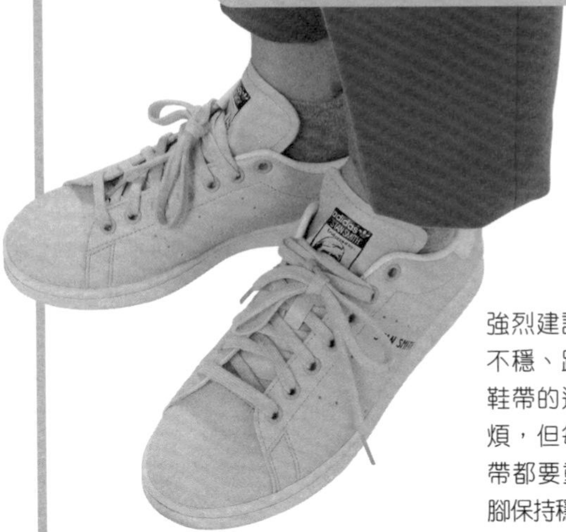

強烈建議擔心自己腳步不穩、跌倒的人穿著有鞋帶的運動鞋。雖然麻煩，但每次穿的時候鞋帶都要重新綁過，讓雙腳保持穩定，預防跌倒。

麻煩了些，每次外出時也要將鞋帶重新綁好。確實綁好鞋帶可以防止腳踝等部位受傷。

打算開始健走的人，不妨考慮買雙新鞋。購買器材或服裝也是運動的樂趣之一，而健走的器材就是運動鞋了。

如果是自己喜歡的造型或品牌，相信也會產生更多動力。還有買新鞋還有一個效果，就是會讓人覺得「既然都花錢買了，為了避免浪費，那就多穿出去走走吧」。

護膝建議挑選有洞的款式

膝蓋雖然不痛了，但如果還是感覺好像有異樣，肯定會令你擔心之後會不會又痛起來。遇到這種情形的話可以考慮穿戴護膝。我對護膝進行過一番研究，推薦各位購買市面上有洞款式的護膝。

穿戴護膝可以防止膝關節移位，有助於預防膝痛復發。

走路時容易絆到東西，或容易腳步踉蹌不穩的人，也可以使用拐杖預防跌倒。許多人都不喜歡拐杖，甚至連年長者也是，但萬一跌倒受傷的話，可就得不償失了。對於下半身肌力沒有自信的人，可以嘗試使用拐杖看看，不要執著於丟不丟臉的問題。

膝蓋感覺有異樣時
可以穿戴護膝

覺得膝蓋有異樣的話，建議先穿戴護膝。護膝可以穩定膝關節，幫助行走。有洞的款式更能確實穩定膝關節。

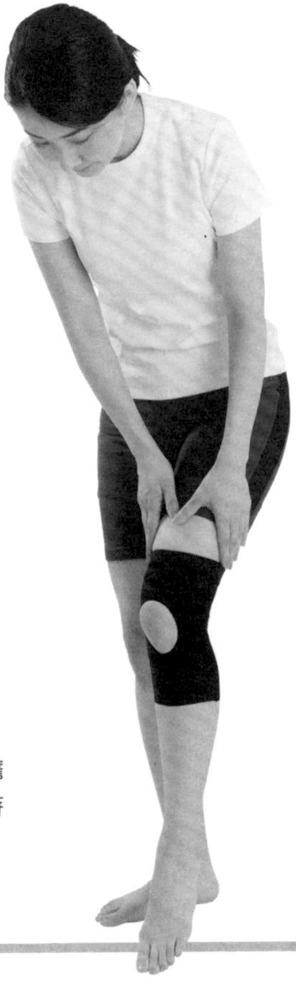

擔心跌倒的人就用
拐杖

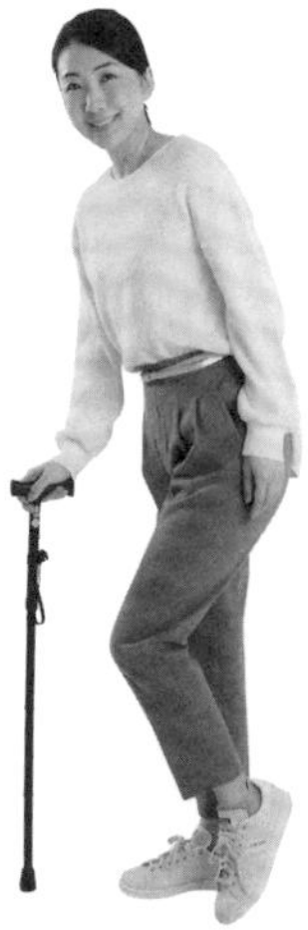

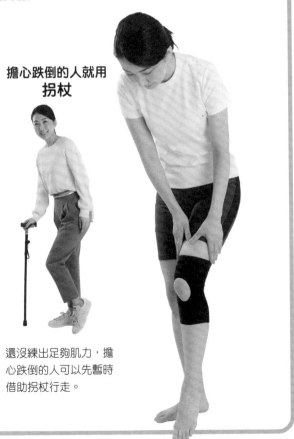

還沒練出足夠肌力，擔心跌倒的人可以先暫時借助拐杖行走。

維持正確坐姿同樣重要

如果要改善走路的姿勢，我建議先從**改正在家時的坐姿**做起。

整個人陷在柔軟的沙發裡這種坐姿會使得脊椎變歪。脊椎一旦變歪，全身上下到處都會變歪。注意生活中的細節，盡量避免身體變歪也對膝蓋的健康有益。

正確坐姿的關鍵在於要用坐骨坐在椅子上。坐骨是位於左右臀部正中央的骨頭，坐在椅子上時要讓這兩塊骨頭接觸椅面，並且挺直背脊、直視前方。

覺得挺直背脊很吃力的話，或許是背肌的肌力不足。如果背肌持續肌力不足下去，上年紀後背就可能愈來愈彎。坐姿也會影響到走路姿勢，如果希望自己走路好看的話，平常在家時就要記得維持正確姿勢。

正確坐姿
有益膝蓋健康

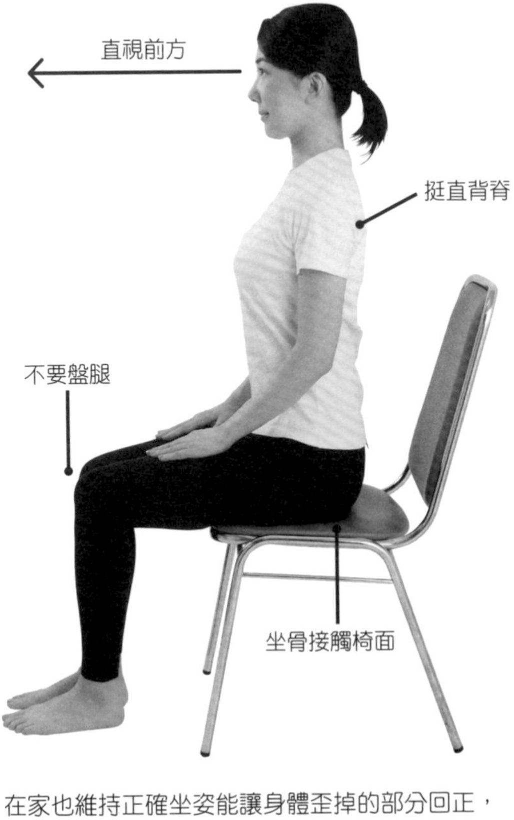

在家也維持正確坐姿能讓身體歪掉的部分回正，也有益膝蓋。重點在於坐骨（臀部的骨頭）接觸椅面，挺直背脊、直視前方。

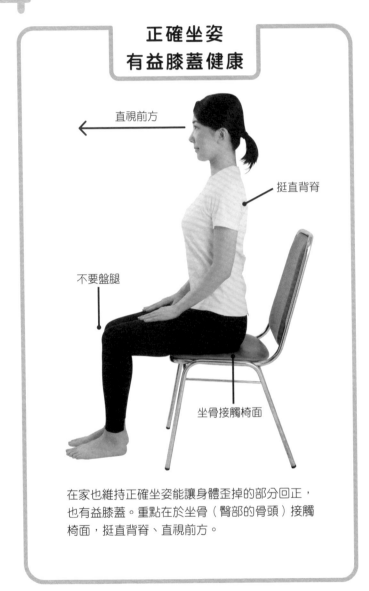

用抬腳跟運動強化第二心臟

空中深蹲等運動鍛鍊的主要是大腿與臀部的肌肉，如果可以的話，**小腿肚的肌肉最好也要鍛鍊**。

小腿肚的肌肉具有將腿部靜脈的血液推送回心臟的作用，因此有「第二心臟」之稱。小腿肚的肌肉也是走路時常用到的肌肉，走路走太多的話，小腿肚會肌肉痠痛，不過這可以透過鍛鍊加以預防。

鍛鍊小腿肚不需要做什麼特別的運動，**只要將腳跟抬起、放下就行了**。

這個運動在廚房做事時也可以做，想起來的話，就做一做將腳跟抬起、放下的動作。**腳跟抬起後靜止二〜三秒再放下**更能強化肌力。

做抬腳跟運動 鍛鍊小腿肚

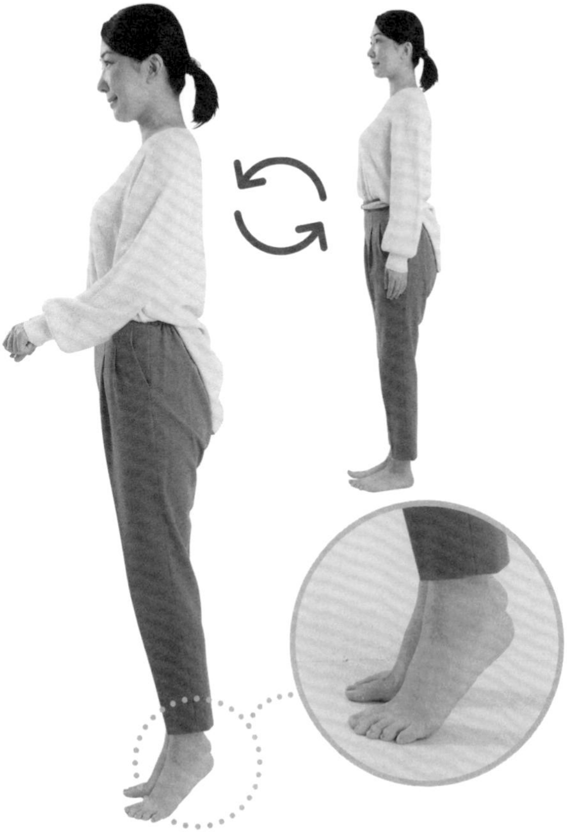

走路時其實也會用到小腿肚的肌肉。只要在站著的時候將腳跟抬起、放下，就能鍛鍊小腿肚的肌肉。這樣做可以預防走路走太多等造成的肌肉痠痛。

飲食的基本原則是蛋白質不可少

我建議因長時間在家沒出門而**變胖的人要想辦法減肥，回到疫情前的體重**。放任自己變胖的話，無法減輕帶給膝關節的負擔，膝蓋痛有可能因此復發。

減肥是沒有捷徑的。如果之前一直吃得太多的話，就要**稍微減少進食量**。直接跳過一餐不吃之類的方法無法讓人健康地瘦下來，應該要**三餐一起均等減量**。

如果想減少進食量，少吃碳水化合物或脂肪都無妨，但**只有蛋白質是不可以減少的**。肌肉是靠蛋白質製造出來的，若減少蛋白質攝取，就算再怎麼做肌力訓練，肌肉也不會增加。

一般認為，一公斤的體重平均需要一公克以上的蛋白質。如果體重是五十公

常見食物的蛋白質含量（100g中）

	食物	蛋白質量
肉類	雞里肌（成雞生肉）	24.6g
	雞胸肉（帶皮成雞生肉）	19.5g
	豬肉（大型品種生里肌肉）	22.2g
	牛肉（和牛生里肌肉）	19.1g
魚貝類	鮪魚（生黃鰭鮪魚）	24.3g
	鯖魚（生白腹鯖）	20.6g
	竹筴魚（帶皮生日本竹筴魚）	19.7g
	鮭魚（養殖生銀鮭）	19.6g
蛋、乳製品	蛋（生雞蛋全蛋）	12.2g
	起司（卡芒貝爾起司）	19.1g
	優格（全脂無糖）	3.6g
	牛奶（一般牛奶）	3.3g
大豆加工食品	納豆（牽絲納豆）	16.5g
	豆腐（木棉豆腐）	7.0g

＊根據《八訂 食品成分表2021》（女子營養大學出版部）製作

斤的話，代表一天最少必須攝取蛋白質五十公克。肉類、魚、蛋都含有優質蛋白質，應該要多吃。吃素的人則可以藉由豆腐、納豆等大豆製品攝取蛋白質。

構成肌肉等身體各部位的蛋白質是一點一點逐漸分解的，因此蛋白質應該要三餐均等攝取，而不是集中在某一餐猛吃。

而早餐通常會是最容易蛋白質不足的，因此要多加注意，設法吃到足夠的蛋白質。

運動後補充蛋白質有助於增加肌肉

若想藉由仰臥空中深蹲等運動提升肌力的話，我建議**集中練習，並在練習完後攝取蛋白質**。

前面提過，構成肌肉等身體各部位的蛋白質是一點一點逐漸分解的，而蛋白質在做完肌力訓練時其實是處在容易分解的狀態。在這個時候攝取蛋白質能夠防止蛋白質的分解，提升肌力訓練的效果。

遵循這項理論執行能夠有效增加肌肉量，因此許多運動員也都有在運動後補充蛋白質的習慣。

建議大家可以準備一些簡單、方便食用的食物，用於肌力訓練後的蛋白質補

肌力訓練後補充蛋白質有助於製造肌肉

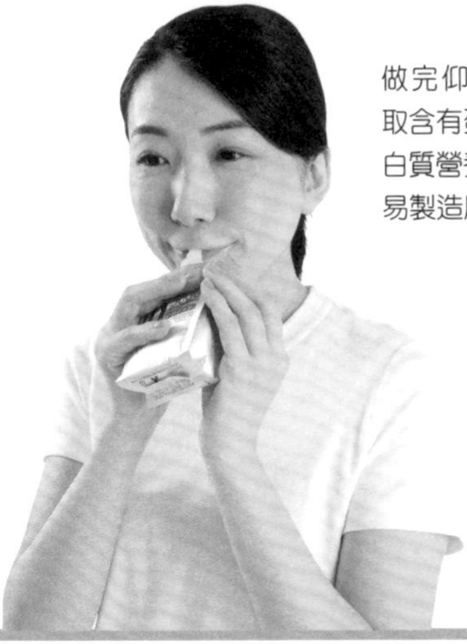

做完仰臥空中深蹲後攝取含有蛋白質的食物或蛋白質營養補充品，會更容易製造肌肉。

充，像是水煮蛋、起司、牛奶等。似乎也有人是吃鮪魚罐頭。

運動員通常則是喝高蛋白飲料之類的營養補充品，準備這類營養補充品當然也沒問題。

超市、便利商店、藥妝店等都買得到高蛋白飲料，可以先多買一些放起來，方便運動後馬上飲用。不過要注意，有些果凍狀的高蛋白飲料是補充熱量（能量）用的，購買時一定要看清楚，確認包裝上是否有標示「蛋白質」。

酪梨可以改善退化性關節炎？

飲食均衡還有一項重點是要攝取蔬菜。而蔬菜之中我**最推薦的是酪梨**。這是因為**酪梨中含有能夠改善退化性關節炎的成分（酪梨／大豆非皂化物）**。歐洲目前在市面上可以買到含有這項成分的營養補充品，而且也進行過許多相關研究。

一九九八年法國曾發表一項以退化性膝關節炎與退化性髖關節炎患者為對象進行的研究。

研究結果顯示，[*1] **服用酪梨營養補充品的患者較對照組呈現出顯著的改善效果。以營養補充品進行治療的期間為六個月，第二個月就已經產生效果，而且在治療結束後也仍持續有效**。

＊1出處：
Arthritis Rheum. 1998 Jan;41(1):81-91. doi: 10.1002/1529-0131(199801)41:1<81::AID-ART11>3.0.CO;2-9.

酪梨含有能改善膝蓋痛的成分

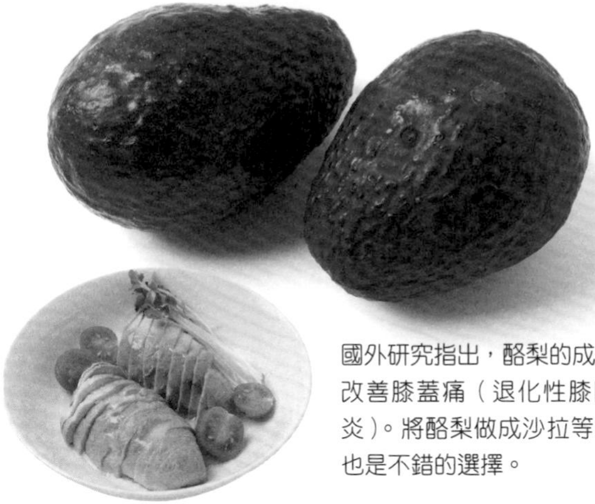

國外研究指出，酪梨的成分能改善膝蓋痛（退化性膝關節炎）。將酪梨做成沙拉等料理也是不錯的選擇。

還有一項研究是波蘭於二〇一六年所發表。這項研究以退化性膝關節炎患者為對象，發現[*2]**服用酪梨營養補充品六個月的患者中，大多數人的關節痛都逐漸緩和，關節機能也有所改善**。

由於上述研究使用的是營養補充品，直接食用酪梨是否有相同效果其實不得而知，但酪梨本身營養就非常豐富，應該還是值得一試。大家不妨考慮一下將酪梨做成沙拉之類的料理，在日常飲食中找機會多吃酪梨。

＊2出處：
Reumatologia. 2016;54(5):217-226. doi: 10.5114/reum.2016.63661. Epub 2016 Nov 28.

增加骨骼存款預防骨質疏鬆症

即使現在沒有問題，但為了**預防膝蓋未來變差，還是要注意骨骼的營養攝取**。

骨骼的營養，其實就是構成骨骼的材料——鈣。**而隨著年紀增長骨質疏鬆症的人愈來愈多，想要預防骨質疏鬆症的話，就要趁年輕時補充鈣質**。尤其女性因為激素的關係，更容易有骨質疏鬆症。日本厚生勞動省建議的每日鈣攝取量為三十至七十四歲男性750mg，女性650mg；七十五歲以上則為男性700mg，女性600mg。

牛奶、優格、起司等乳製品，以及小魚乾、菠菜、小松菜等，都是鈣質豐富的食物。

為了未來的骨骼健康，建議最好從現在起就先增加自己的「**骨骼存款**」。

Part 5

過來人現身說法

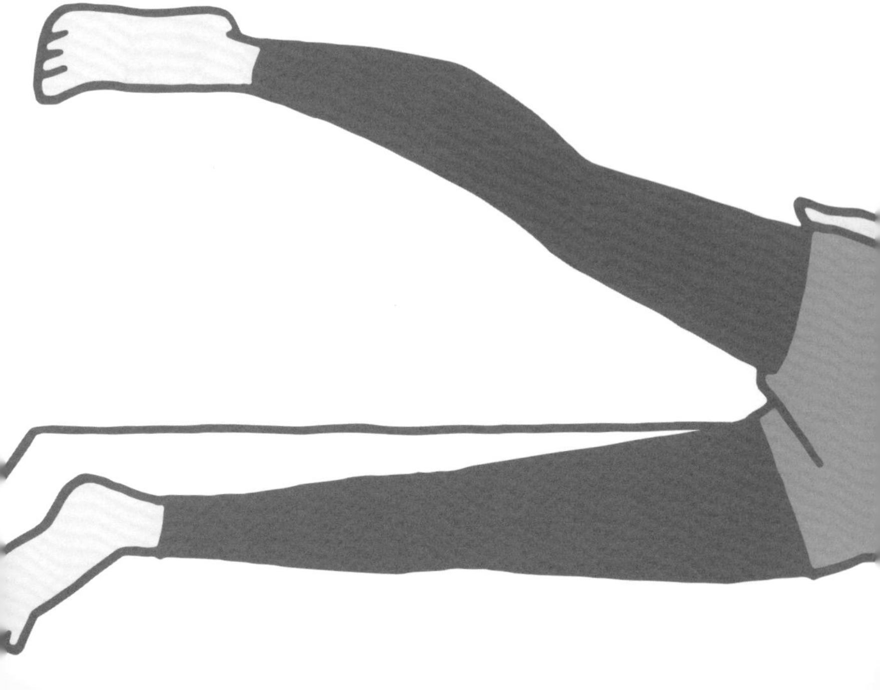

經驗談 1

過去只要一彎膝蓋就會痛，所以都是拖著腳走路，但仰臥空中深蹲等運動讓我的膝蓋變好了

小川忍 49歲

關在家裡的生活使得膝蓋痛找上了我

二〇二〇年四月以後，出於防疫的考量，我開始盡量避免出門。

由於政府呼籲大家減少外出購物，因此我都一次買齊一週所需的食材及生活必需品。腳踏車載不了這麼多東西，所以是老公開車載我去大賣場採買。

除此之外的購物需求我幾乎都是透過網購解決。過了一兩個月後，我已經完全習慣這種沒什麼在走路的生活了。

我開始覺得膝蓋怪怪的，是在二〇二一年春天前後，當時距離疫情擴大已經

超過一年了。我發現膝蓋變得僵硬，而且走路時會發出咔啦咔啦的聲音。

這種怪怪的感覺後來逐漸變成痛，起初只有開始走路的時候會痛，但到了後來，只要是在走路，無時無刻都覺得痛。

由於膝蓋只要彎得多一點就會痛，因此我變得沒辦法用自然的姿勢走路，只能伸直膝蓋會痛的那條腿，拖著腳走路。

我怕再不想辦法的話最後會沒辦法走路，便詢問過去曾幫我治療肩膀痠痛的內田輝和醫師該如何處理，於是學會了治療膝蓋痛的肌力訓練運動。

兩週後就不痛，一個月後就沒有異樣的感覺了

我做的主要是仰臥空中深蹲、側躺抬腿及踢腿鍛鍊臀肌這三項。

這些運動都不會對膝關節造成負擔，做了以後不會有膝蓋痛的問題。而且因

經驗談1

為在家就能做，即使政府發布緊急事態宣言，還是可以安心練習。因此雖然我不擅長運動，還是能持之以恆地一直做。

這三種運動我是在早餐前與晚餐前各做一組，就算中間穿插休息，加起來也花不到十分鐘。我覺得自己能夠持續做這些運動的另一個原因，就是只需要一點點時間。驚人的是，我大概做了兩週膝蓋就不痛了。雖然不痛了，其實膝蓋還是感覺怪怪的，但過了一個月之後也就沒事了。

由於內田醫師囑咐「膝蓋不痛了之後要多走路」，於是我開始出門健走。我是用快走和慢走交互的方式健走，一開始快走還不到一分鐘就開始喘氣了。但在持續一段時間以後，已經可以做到快走五分鐘也若無其事。

我想在疫情告一段落以後去旅行，所以要在那之前持續練習三項運動和健走，將腳力找回來。

經驗談 2

練習仰臥空中深蹲一週後，因為運動不足導致的膝蓋痛就得到了改善

福山洋介 61歲

一天連一千步都走不到

疫情期間為了避免確診，我每週只進公司一天，其他時間都是在家工作。在家工作時我養的貓會待在旁邊，十分有療癒的效果，因此工作效率反而相當不錯，唯一擔心的就只有運動不足。

我從以前就不擅長運動，但很喜歡走路。如果是在街上散步，走上一兩個小時也不是問題。所以疫情前我每天都會一面散步一面欣賞商店櫥窗，最後再到居酒屋喝點小酒。

經驗談 2

我會用手機的計步APP確認每天走了多少步，平均下來大概有六千步，有時還超過一萬步。

可是疫情爆發後我完全沒辦法散步，在家工作時一天甚至走不到一千步。不知道是不是因為雙腿肌力不足，感覺膝蓋開始痛起來。我在幾年前膝蓋曾經受過傷，也許是長期缺乏走動導致舊傷復發。於是我找回了當時幫我處理膝傷的內田輝和醫師進行治療。針灸之後膝蓋雖然不痛了，但原因出在肌力不足，所以必須做肌力訓練才能完全治好。就這樣，我開始在家練習內田醫師教的肌力訓練運動。

邊看電視邊鍛鍊大腿後側很有效

我做的是仰臥空中深蹲、側躺抬腿、鍛鍊大腿後側這三項運動。

這些運動一天分兩次做我覺得個性懶散的自己實在辦不到，因此仰臥空中深蹲及側躺抬腿我會在早上一次做完。雖然其實應該做兩組，但如果遇到時間不夠之類的狀況，就只做一組。

至於鍛鍊大腿後側則是只要有空的話就會做，彈力帶是上網買的。不知道為什麼，男人只要有了新玩具，就會變得很有幹勁。或許是因為這樣特別能讓人進入狀況吧。由於可以邊看電視邊做，所以鍛鍊大腿後側我做得特別認真。

開始肌力訓練約一週後，我在家下樓梯的時候就不會痛了。每週一次進公司時原本因為膝蓋會痛，沒辦法走太快，也變得可以走很順了。

內田醫師建議，如果不痛了，最好多走路，所以我開始在家裡附近散步。每天走不同路線其實並不會無聊，因此有辦法一直持續。今後我也會繼續做這三種運動以及散步。

經驗談 3

抱大腿與抱脛改善了舊傷所引發的膝蓋痛

岩崎容子 65歲

拇指外翻使得我無法踩穩腳步

我的腳踩在地上總是踩不太穩，因此經常絆到或是差點跌倒。我自己推測原因是出在拇指外翻。

大概五十幾歲的時候，我發現自己的腳拇指開始往內側彎，只要穿硬的鞋就會痛，所以只能穿軟的鞋。拇指外翻會讓拇指無法用力，造成我無法踩穩腳步。

因為疫情的關係，使得我下半身的肌力又變得更差。我是在二〇二一年十月解除緊急事態宣言後，睽違已久再次外出時發現這件事的。雖然我覺得自己的走路方式和以前一樣，卻不斷被走在後面的人超越。

結果走一走我就因為腳步踉蹌而跌倒了。在那之後膝蓋就開始痛起來，變得幾乎無法走路。

三個月後治好疼痛，而且走路一小時也不是問題

去骨科照X光檢查後，醫生告訴我膝關節沒有變形，但發現腳踝過去曾經扭傷。我並不記得自己扭到過，但有可能是我跌倒過許多次，在某次跌倒時傷到了腳踝。到頭來還是不知道導致膝蓋痛的直接原因是什麼。

在那之後，我只要走五分鐘，膝蓋就會痛到走不了路，於是我也變得不想外出走路。即使大家都出門了，我還是把自己關在家裡。

我找老公商量該如何解決這個問題，老公建議我去找以前幫他治療過肩膀痠

經驗談 3

痛的內田醫師。我去內田醫師的診療所就醫後，醫生認為膝蓋痛與過去的扭傷有關，但也有一部分原因出在大腿等部位的肌肉不足。

內田醫師用針灸幫我治療疼痛，並指導了幾種提升大腿肌力的運動。

我做最多的是鍛鍊股四頭肌的抱大腿與抱脛。

這兩種運動都可以躺著做或坐在椅子上做，我是選擇坐在椅子上邊看電視邊做。每天持續做這些運動後，我能夠行走的距離也慢慢變長了。膝蓋原本只要走五分鐘左右就會痛，結果變得可以撐十分鐘、二十分鐘了。

我努力做了三個月的抱大腿與抱脛，後來進步到就算走一個小時，膝蓋也不會疼痛。

雖然大腿似乎已經長出不少肌肉了，但我不希望疼痛之後又復發，因此抱大腿和抱脛還是會持續做下去。

經驗談 4

膝蓋原本痛到我無法出門購物，持續做踢腿鍛鍊臀肌與抱大腿讓疼痛消失了

川村友美 55歲

在家狂吃美食，結果胖了五公斤

放假時我習慣悠閒地待在家裡，因此疫情期間政府叫大家「減少外出」對我來說並不會特別難受。我喜歡下廚，精心煮一頓大餐或自己動手做點心是一大樂事。由於家人也常常在家，大家都吃得很開心。

但久而久之下來，我的體重在一年半內增加了五公斤。不知道是不是變胖的關係，我開始覺得膝蓋疼痛。

從椅子上站起來時，會感到膝蓋一陣刺痛，但走動一下之後就不痛了。而且

經驗談 4

膝蓋周圍也有種僵硬的感覺。

膝蓋開始痛以後，原本還可以忍一忍，和疼痛共存，後來卻漸漸嚴重起來。起初只要稍微走一下，疼痛就會消失，但這時候已經不會消失了，而且還愈走愈痛，所以我連出門買東西都有困難。

做了兩個月膝蓋就不痛了，而且還有提臀效果

我向朋友提起這件事後，朋友介紹我去找她自己也有在看的內田醫師。

雖然我不太想外出，但還是心一橫就去了內田醫師的診療所。去了以後我才知道，原來許多人都因為疫情關係而有類似的問題，醫師表示我是因為體重增加及運動不足，導致膝關節承受不住上半身的重量，引發了膝蓋痛。

尤其我除了大腿肌肉不足外，造成膝蓋痛的另一個重要原因是臀部缺少肌

肉。我自己也相當在意屁股下垂這件事，因此在內田醫師教的運動之中，我做的最勤的就是踢腿鍛鍊臀肌與鍛鍊大腿肌肉的抱大腿。

這兩種運動都可以躺著做，我會在早上起床時做一組，傍晚再做一組。

踢腿鍛鍊臀肌也有提臀的效果，因此激勵了我持續做下去。我照鏡子看自己的屁股時也發現，屁股開始有了肌肉，曲線變好看了。

大概是在我做這兩項運動做了兩個月的時候，有一天我發現從椅子上站起來時膝蓋不會痛了。當下我還訝異了一下，但在那天之後，疼痛就消失了。接著我又出門散步順便嘗試走動，走了約一小時膝蓋也不會痛。能夠靠自己的力量克服膝蓋痛實在太感動了。

當然，我不能因為這樣就鬆懈，而且也要維持提臀的成效，所以這兩項運動現在還是持續在做。

後記

我曾在二〇一五年出版過關於膝蓋痛的書《自分で歩けないほどの変形性ひざ関節症が「7秒体操」で劇的に治った！》（主婦之友社），在那之後也仍持續進行運動療法的相關研究。

這次新增加的三項運動——被當作本書書名的仰臥空中深蹲、側躺抬腿、鍛鍊大腿後側，在日本都不曾有人介紹過。尤其仰臥空中深蹲能夠有效強化改善膝蓋痛最重要的股直肌（股四頭肌的主要肌肉），可說是一項革命性的運動。無論是膝蓋會痛，或只是覺得膝蓋有點不舒服的人，都請馬上開始做，相信你一定會感受到效果。

過去一般認為膝蓋痛主要是六十歲以上的人才有的問題，但近來卻有愈來愈多四十多～五十多歲的人因為膝蓋痛而來我的診療所尋求治療。

這些人共通的問題是大腿及臀部肌力不足，主要是疫情期間缺乏走動導致的。膝蓋痛最麻煩的地方是會讓人無法走路。如果有膝蓋痛的問題，就算只是稍微走點路，也會覺得出門是件苦差事，使得肌力變得更差。一旦落入這種惡性循環，膝蓋痛會更加惡化。再過十年、二十年，甚至有可能幾乎走不了路。

因此我希望有膝蓋痛困擾的年輕人，可以藉由仰臥空中深蹲等運動趁早治好膝蓋痛。

本書介紹的運動對於中高年的膝蓋痛當然也有效。疫情造成的肌力不足是所有年齡層都存在的問題，因此請務必將本書介紹的運動分享給家中長輩。希望疫情告一段落後，大家都能充滿活力地出門。

內田針灸診療所院長　內田輝和

作者
內田輝和
1949年出生於岡山縣，內田針灸診療所院長。
關西鍼灸柔整專門學校畢業，1974年開設內田針灸診療所。
活躍於報章雜誌及電視等媒體，並有《10秒顔さすりで老眼、近視、緑内障はよくなる》、《首・肩・手のしびれ、痛みを招く胸郭出口症候群を自分で治す!》（皆為主婦之友社）等多本著作。

STAFF
裝幀・設計／今井悦子（MET）
內文編排／鈴木庸子（主婦の友社）
插畫／岡田 丈
攝影／近藤 豊（帝国写真）
模特兒／川島佐和子（SPLASH）
採訪・彙整／福士 斉
編輯／川内昭治（主婦の友社）

告別膝痛就從「空中深蹲」開始

出　　版／楓葉社文化事業有限公司
地　　址／新北市板橋區信義路163巷3號10樓
郵政劃撥／19907596　楓書坊文化出版社
網　　址／www.maplebook.com.tw
電　　話／02-2957-6096
傳　　真／02-2957-6435
作　　者／內田輝和
翻　　譯／甘為治
責任編輯／邱凱蓉
內文排版／洪浩剛
校　　對／謝宥融
港澳經銷／泛華發行代理有限公司
定　　價／350元
初版日期／2023年8月

國家圖書館出版品預行編目資料

告別膝痛就從「空中深蹲」開始 / 內田輝和作 ; 甘為治譯. -- 初版. -- 新北市 : 楓葉社文化事業有限公司, 2023.08　面；　公分

ISBN 978-986-370-569-7（平裝）

1. 健身運動 2. 膝痛

411.711　　112010246